オペナーシング2018年秋季増刊

OPE NURSING

イラスト&画像で各科の手術がバッチリ！

オペナースのための "イイトコ取り"
解剖図

監修 東京医療保健大学副学長・医療栄養学科長　小西敏郎

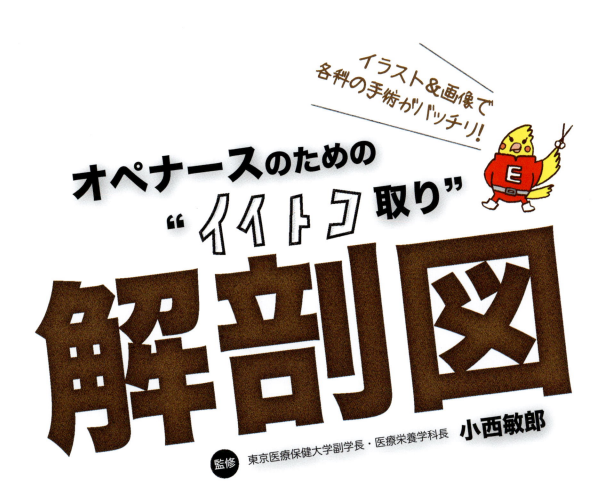

MC メディカ出版

監修者のことば

東京医療保健大学副学長・
医療栄養学科長
小西敏郎

　私が編集したポケット版解剖学入門書『オペナースのための毎日使える解剖図カラーイラストブック』（2011年発刊）は、主な手術疾患の解剖学的知識を、わかりやすいイラストでコンパクトにまとめた1冊で、オペナースの皆さんからは、器械出し看護のときの解剖が理解しやすいとたいへん好評でした。

　しかし、「術式別に処理すべき血管や神経などを重点的に示してあると、もっとわかりやすい」「術野をのぞいたときに見える手術部位へのアプローチ方法について、イラストや写真で見たい」「手術操作ごとにどのような縫合糸やデバイスで処理しているのかがわかると、実践につながる」「X線やエコーなどの他の画像と一緒に術野が理解できると、器械出しがもっと容易になる」などの要望がありました。

　そこで本書では、手術上手で教育熱心な全国の先生方に執筆していただいて、消化器外科、整形外科、心臓血管外科、脳神経外科、呼吸器外科、泌尿器科、産婦人科、耳鼻咽喉科、眼科の手術について、単純な解剖図だけでなく、より手術に特化したイラストを多数掲載しました。さらに、術式ごとに術野のイラストとともに術中写真、CT・MRI・エコー画像なども加えて、より詳しく解説する「手術の"イイトコ取り"解剖図」の1冊としてパワーアップしました。

　器械出し看護師が術野を見て、次に求められる器械・器具は何かを先読みできると、手術はよいリズムで進みます。近ごろは内視鏡外科手術が増加したため、オペナースも液晶モニターで術野を確認できる機会が圧倒的に増えており、先読み力が発揮される場面も多いです。そして実は外回り看護、麻酔介助においても、解剖・術野を把握していれば先読みにつながるのです。器械出し看護をスタートしたばかりの新人ナースであっても、術野をのぞき込むときに、「どこに何の臓器・血管・神経があり、どんな注意が必要か」「どの膜をめくったら、どの神経がどの角度で見えるのか」など、つまずきがちなポイントを解消できます。

　この1冊で、主な診療科の手術に必要な解剖は網羅できていると思います。本書が手術室の毎日の看護のお役に立つことができれば幸いです。

平成30年8月1日

オペナーシング2018年秋季増刊

オペナースのための"イイトコ取り"
イラスト&画像で各科の手術がバッチリ!

解剖図

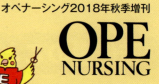

監修 東京医療保健大学副学長・医療栄養学科長
小西敏郎

Contents

監修者のことば……………………………………………………… 3
執筆者一覧 ………………………………………………………… 8

1章 消化器外科（一般外科）

プラン 日本大学医学部消化器外科 主任教授
高山忠利

解剖編
1. 上部消化管・肝胆膵・胃の解剖 …………………………… 12
2. 下部消化管の解剖 …………………………………………… 15
3. 胃の動脈と静脈 ……………………………………………… 16
4. 肝臓と周囲の動静脈 ………………………………………… 17
5. 胆嚢の位置と周囲の動脈 …………………………………… 19
6. 肝臓の区域図 ………………………………………………… 20
7. 膵臓と周囲臓器・動静脈 …………………………………… 22
8. 大腸と主要な血管 …………………………………………… 24

手術編
1. 胸部食道癌手術 ……………………………………………… 26
2. 幽門側胃切除術 ……………………………………………… 30
3. 胃全摘術 ……………………………………………………… 33
4. 肝切除術 ……………………………………………………… 35
5. 膵頭十二指腸切除術 ………………………………………… 39
6. 膵体尾部切除術 ……………………………………………… 43
7. 開腹による結腸右半切除術 ………………………………… 46
8. 腹腔鏡下結腸右半切除術 …………………………………… 50
9. 開腹による低位前方切除術 ………………………………… 54
10. 腹腔鏡下低位前方切除術 ………………………………… 59

2章 整形外科

プラン 慶應義塾大学医学部整形外科学教室教授
教室主任／診療科部長
松本守雄

解剖編

1. 脊椎 …………………………………………………………… 64
2. 頸椎（前面・後面・横断面）………………………………… 66
3. 胸椎 …………………………………………………………… 68
4. 腰椎・仙椎（前面・後面・横断面）………………………… 70
5. 肩関節 ………………………………………………………… 72
6. 前腕〜手関節 ………………………………………………… 74
7. 股関節 ………………………………………………………… 76
8. 膝関節 ………………………………………………………… 78
9. 足関節 ………………………………………………………… 80

手術編

1. 頸部脊髄症に対する片開き式脊柱管拡大術 ……………… 82
2. 腰椎後方手術 経椎間孔腰椎後方椎体間固定術（TLIF）・後方進入腰椎椎体間固定術（PLIF）、
   棘突起縦割式椎弓切除術 …………………………………… 87
3. 肩関節の手術 関節鏡下肩関節唇形成術（肩甲上腕関節）、関節鏡下肩腱板断裂手術（肩峰下腔）… 91
4. 人工股関節置換術 後方進入法・前方進入法 ……………… 95
5. 関節鏡視下前十字靱帯再建術 半腱様筋腱、薄筋腱を用いた再建 ………… 100
6. 人工膝関節置換術 …………………………………………… 104
7. 橈骨遠位端骨折 ……………………………………………… 108
8. 足関節脱臼骨折に対する骨折観血的手術 ………………… 111

3章 心臓血管外科

プラン 東京慈恵会医科大学心臓外科学講座
特命教授・副学長
橋本和弘

解剖編

1. 心臓の構造と血液の循環 …………………………………… 116
2. 心房と心室 …………………………………………………… 118
3. 4つの弁 ……………………………………………………… 119
4. 冠（状）動脈 ………………………………………………… 120

手術編

1. 体外循環（ECC）、補助循環（IABP・PCPS）……………… 121
2. 僧帽弁形成術 ………………………………………………… 126
3. 大動脈弁置換術 ……………………………………………… 130
4. 冠動脈バイパス術 …………………………………………… 134
5. ステントグラフト内挿術 …………………………………… 138

4章 脳神経外科

プラン：NTT東日本関東病院 脳神経外科部長・脳卒中センター長
井上智弘

解剖編
1. 脳表の解剖の基本 …………………………………………………… 144
2. 脳内部および脳神経の解剖 ………………………………………… 146

手術編
1. 脳動脈瘤クリッピング術 …………………………………………… 149
2. 開頭脳腫瘍摘出手術 ………………………………………………… 152

5章 呼吸器外科

プラン：鳥取大学医学部器官制御外科学講座 胸部外科学分野　教授
中村廣繁

解剖編
1. 肺の構造と血管・気管支の走行 …………………………………… 158
2. リンパ節の分布 ……………………………………………………… 160
3. 縦隔の構造 …………………………………………………………… 162

手術編
1. 肺葉切除術 …………………………………………………………… 164
2. 肺区域切除術 ………………………………………………………… 167
3. 肺部分切除術 ………………………………………………………… 170
4. 胸腺切除術 …………………………………………………………… 173

6章 泌尿器科

プラン：NTT東日本関東病院泌尿器科部長
志賀淑之

解剖編
1. 腎臓と周囲の臓器・血管 …………………………………………… 178
2. 前立腺と周囲の血管・神経 ………………………………………… 180

手術編
1. 腎部分切除術 ………………………………………………………… 182
2. 前立腺全摘除術 ……………………………………………………… 186

7章 産婦人科

プラン NTT東日本関東病院産婦人科部長
角田 肇

解剖編
1. 女性の生殖器（子宮・卵巣・卵管） ……………………………… 190
2. 後腹膜腔（血管・尿管・神経・リンパ節） ……………………… 192

手術編
1. 子宮頸癌の手術（広汎子宮全摘出術） ………………………… 194
2. 骨盤リンパ節郭清 ………………………………………………… 197
3. 腹腔鏡下子宮全摘出術 …………………………………………… 200

8章 耳鼻咽喉科

プラン 東京医科歯科大学頭頸部外科教授
朝蔭孝宏

解剖編
1. 鼻全体 ……………………………………………………………… 204
2. 扁桃腺周囲 ………………………………………………………… 206
3. 耳全体 ……………………………………………………………… 208
4. 頸部、喉頭 ………………………………………………………… 210

手術編
1. 鼻の手術 …………………………………………………………… 212
2. 扁桃摘出術（口蓋扁桃摘出術） ………………………………… 215
3. 鼓室形成術 ………………………………………………………… 219
4. 頸部郭清術 ………………………………………………………… 223

9章 眼科

プラン 東京大学医学部眼科学教室教授
相原 一

解剖編
1. 眼球全体と毛様体周辺 …………………………………………… 230
2. 眼球周囲の筋肉・眼底 …………………………………………… 232

手術編
1. 目の手術で使用する麻酔 ………………………………………… 234
2. 白内障・緑内障の手術 …………………………………………… 237

index ………………………………………………………………… 241

※本書で記載されている薬剤は、読みやすさの観点から添付文書などに記載されている「塩酸塩」「臭化物」「ナトリウム」などの表記を省略しております。

■表紙・本文デザイン／和田明子（wadama）　■本文イラスト／楠木雪野、八代映子

執筆者一覧

1章

- 日本大学医学部附属板橋病院　**東風 貢**　【解剖編】①〜③、【手術編】①〜③
- 日本大学　**吉田 直**　【解剖編】④〜⑦、【手術編】④〜⑥
- 日本大学　**林 成興**　【解剖編】⑧、【手術編】⑦〜⑩

2章

- 藤田保健衛生大学病院　**高橋洋平**　【解剖編】①、③
- 独立行政法人国立病院機構村山医療センター　**山根淳一**　【解剖編】②
- 慶應義塾大学　**鈴木悟士**　【解剖編】④
- 社会福祉法人恩賜財団済生会支部栃木県済生会宇都宮病院　**大木 聡**　【解剖編】⑤
- 藤田保健衛生大学　**三戸一晃**　【解剖編】⑥
- 慶應義塾大学　**大矢昭仁**　【解剖編】⑦
- 社会福祉法人恩賜財団済生会横浜市南部病院　**下沢 寛**　【解剖編】⑧
- 国家公務員共済組合連合会立川病院　**小久保哲郎**　【解剖編】⑨
- 慶應義塾大学　**辻 収彦**　【手術編】①
- 慶應義塾大学　**岡田英次朗**　【手術編】②
- 日野市立病院　**塩野将平**　【手術編】③
- 社会福祉法人恩賜財団済生会支部栃木県済生会宇都宮病院　**橘田祐樹**　【手術編】④
- 社会福祉法人恩賜財団済生会横浜市東部病院　**谷川英徳**　【手術編】⑤〜⑥
- 慶應義塾大学　**鈴木 拓**　【手術編】⑦
- 慶應義塾大学　**宇田川和彦**　【手術編】⑧

3章

- 東京慈恵会医科大学　**宇野吉雅**　【解剖編】①〜④
- 東京慈恵会医科大学附属病院　**佐々木雄一**　【手術編】①
- 東京慈恵会医科大学　**西岡成知**　【手術編】②〜③
- 埼玉県立循環器・呼吸器病センター　**中村 賢**　【手術編】④
- 埼玉県立循環器・呼吸器病センター　**墨 誠**　【手術編】⑤

4章

- NTT東日本関東病院　**大島聡人**　【解剖編】①
- NTT東日本関東病院　**本間博邦**　【解剖編】②
- NTT東日本関東病院　**井上智弘**　【手術編】①
- NTT東日本関東病院　**苗村和明**　【手術編】②

5章

- 独立行政法人国立病院機構米子医療センター **万木洋平** 【解剖編】①、【手術編】①
- 鳥取大学医学部附属病院 **谷口雄司** 【解剖編】①、【手術編】①
- 鳥取大学 **中村廣繁** 【解剖編】①〜③、【手術編】①〜④
- 松江赤十字病院 **窪内康晃** 【解剖編】②、【手術編】②〜③
- 独立行政法人国立病院機構松江医療センター **荒木邦夫** 【解剖編】②、【手術編】②〜③
- 鳥取大学 **城所嘉輝** 【解剖編】③、【手術編】④
- 鳥取大学 **三和 健** 【解剖編】③、【手術編】④

6章

- NTT東日本関東病院 **井上 泰** 【解剖編】①、【手術編】①
- NTT東日本関東病院 **志賀淑之** 【解剖編】②、【手術編】②

7章

- NTT東日本関東病院 **坂本公彦**
- NTT東日本関東病院 **角田 肇**

8章

- 東京医科歯科大学 **竹田貴策** 【解剖編】①
- 東京医科歯科大学 **稲葉雄一郎** 【解剖編】②
- 東京医科歯科大学 **藤川太郎** 【解剖編】③
- 東京医科歯科大学 **岡田隆平** 【解剖編】④
- 東京医科歯科大学 **鈴木康弘** 【手術編】①〜②
- 東京医科歯科大学 **川島慶之** 【手術編】③
- 東京医科歯科大学 **有泉陽介** 【手術編】④

9章

- 東京大学 **白矢智靖**

第1章

消化器外科
（一般外科）

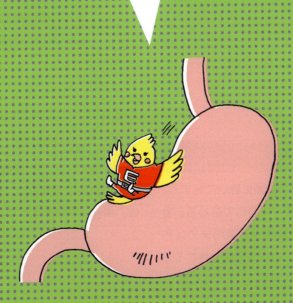

まずはここを知る！解剖図

1 上部消化管・肝胆膵・胃の解剖

●東風 貢
日本大学医学部附属板橋病院消化器外科 診療教授

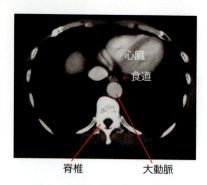

図1　CTによる食道の位置

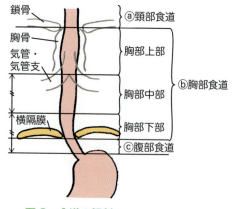

図2　食道の解剖

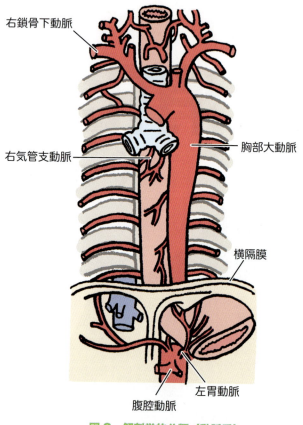

図3　解剖学的分類（動脈系）

食道の解剖

　食道は輪状軟骨下端で咽頭に続いて始まり、噴門（第11〜12胸椎）に開いて終わる。食道の長さは約25cm、切歯から噴門までは約40cmである。心臓後方の後縦隔に位置することから、切除手術に際しアプローチの難しい場所である（図1）。ⓐ頸部食道、ⓑ胸部食道、ⓒ腹部食道に分類され、ⓑ胸部食道はさらに上部、中部、下部食道の3領域に分類される（図2、3）。

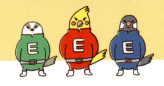

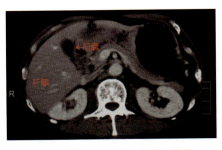

図4 CTによる肝・胆嚢の位置

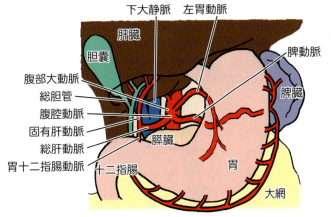

図5 肝・胆道系の解剖

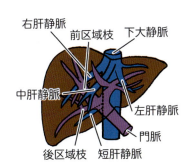

図6 肝内における門脈枝と肝静脈

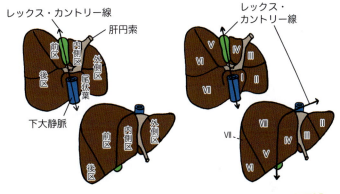

図7 ハーレイの肝区域
上：底面から見た図
下：正面から見た図

図8 クイノーの8区域
上：底面から見た図
下：正面から見た図

肝・胆道系の解剖

　肝臓は腹腔内の実質臓器で最も大きい臓器であり、右上腹部に位置している。肋骨、横隔膜に覆われた全体的に視野を得るのが困難な臓器である（図4、5）。多くの脈管を有する臓器であり、門脈、肝動脈、肝静脈、胆管が存在し、これらが1つの結合織であるグリソン鞘に囲まれている（図6）。肝臓の区域はハーレイの肝区域や肝動脈の分岐に従ったクイノーの8区域に分類されている（図7、8）。

　胆管は肝臓内の左右の肝管が合流し総肝管となる。胆嚢は肝下縁に位置し、胆嚢管から総肝管と合流し総胆管となり、十二指腸に注ぐ（図9）。

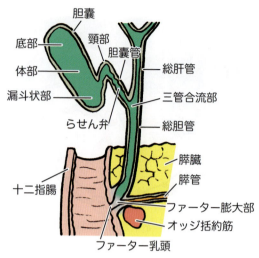

図9 胆道系の解剖

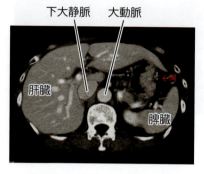

図10 CTによる胃の位置

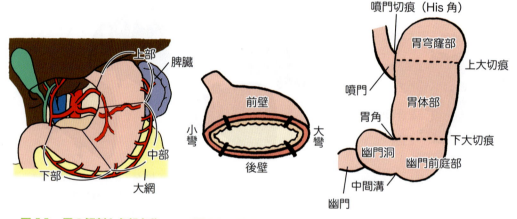

図11 胃の解剖と各部名称 図12 胃壁の断面区分 図13 胃の各部名称

胃の解剖

胃は胸部食道に続いて上腹部の中央に位置する（図10、11）。「胃癌取扱い規約（第15版）」では小彎、大彎をそれぞれ3等分し、上部（U）、中部（M）、下部（L）の3領域に分類している（図11）。また断面区分では大彎、小彎、前壁、後壁に分けられている（図12）。

一方、旧来からの、口側から順に胃底部（胃穹窿部）、胃体部、幽門前庭部（幽門洞部）とする分類も一般的で、両分類を使い分ける医師が多い（図13）。

まずはここを知る！解剖図

2 下部消化管の解剖

東風 貢
日本大学医学部附属板橋病院消化器外科 診療教授

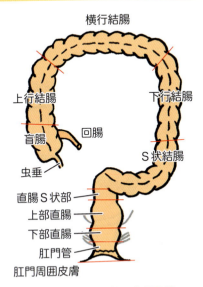

図1 下部消化管の各部名称

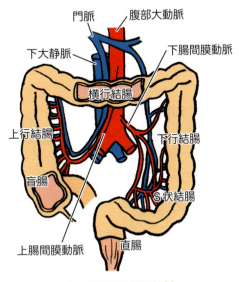

図2 下部消化管の解剖

直腸手術の際に、下腹神経叢を損傷・切断すると、排尿・排便障害や、射精・勃起障害などの性機能障害がみられることがあるよ！

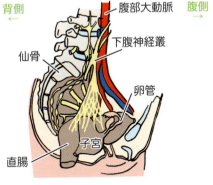

図3 下腹神経叢の走行（女性の例）

大腸の解剖

大腸は小腸に続く全長約1.5mの臓器で、盲腸、上行結腸、横行結腸、下行結腸、S状結腸、直腸に連なる。直腸は直腸S状部、上部直腸、下部直腸に分類され肛門に連なる（図1、2）。

直腸手術では自律神経を温存することが重要で、大動脈より仙骨前面を走行する下腹神経叢の損傷・切断により射精（男性）、内尿道口の閉鎖機能、内肛門括約筋の収縮機能、勃起（男性）、膀胱、直腸収縮機能の障害がみられる（図3）。

まずはここを知る！解剖図

●東風 貢
日本大学医学部附属板橋病院消化器外科 診療教授

❸ 胃の動脈と静脈

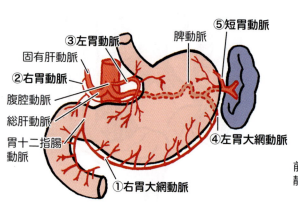

図1 胃の動脈の走行

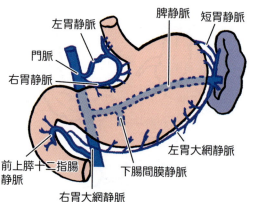

図2 胃の静脈の走行

動脈

　胃切除術には動脈の血行支配の理解が重要である。術式により切除する血管が異なるほか、リンパ節郭清の際にも支配する動脈が指標となる。幽門側胃切除の際には、①胃十二指腸動脈より分枝する右胃大網動脈、②固有肝動脈より分枝する右胃動脈、③腹腔動脈より分枝する左胃動脈、の順に結紮切断される（図1）。特に胃を支配する動脈で最も太い左胃動脈は、慎重に結紮切断しなければならない動脈で、2重、3重に結紮される。
　胃に流入する血管は、さらに脾動脈より分枝する④左胃大網動脈、⑤短胃動脈が存在するが、胃全摘術の際にはこの2本の動脈も結紮切断される（図1）。

静脈

　胃の静脈は一般臓器と異なり、肝臓で血液ろ過されて門脈に流入するため、一部で解剖学的に特殊な状況がある。多くは胃に流入する動脈とほぼ平行に走行するため、動脈を結紮切断するレベルで同時に静脈も結紮切断されることが多い。ただし左胃静脈は左胃動脈と離れていることが多く、走行の仕方がバラエティーに富んでいるため出血することが多い。別々に結紮される操作上最も重要な静脈である（図2）。

まずはここを知る！解剖図

4 肝臓と周囲の動静脈

●吉田 直
日本大学医学部消化器外科 助教

1章 解剖編 消化器外科（一般外科）

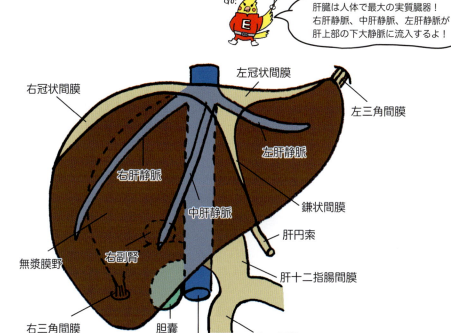

肝臓は人体で最大の実質臓器！
右肝静脈、中肝静脈、左肝静脈が肝上部の下大静脈に流入するよ！

図1 肝臓周囲の間膜と肝静脈

肝臓周囲の間膜と肝静脈（図1）

　肝臓は右上腹部に位置する人体で最大の実質臓器であり、右葉の頭側は右肋弓に覆われている。周囲の間膜（鎌状間膜、冠状間膜、三角間膜）と肝十二指腸間膜、肝静脈により腹腔内で固定されている。肝臓の頭側では右肝静脈、中肝静脈、左肝静脈が肝上部の下大静脈に流入している。

肝十二指腸間膜の脈管（図2）

　肝十二指腸間膜は十二指腸から肝門部まで連続して漿膜と脂肪織に覆われており、この間膜内を肝動脈・門脈・胆管が走行している。

　肝門部は、肝臓の下面で左右の肝動脈・門脈が流入し、左右の胆管が合流する領域である。肝葉切除の際には、肝実質を離断する前に肝動脈と門脈を結紮切離（流入血の遮断）するため、間膜の脂肪織を切開してそれぞれの脈管を同定しテーピングする。肝十二指腸間膜のリンパ節郭清を行う際には、これらの脈管を残して脂肪織がリンパ節とともに切除される。

　通常の脈管どうしの位置関係は図2のようになっており、破格がなければ腹側から胆管・

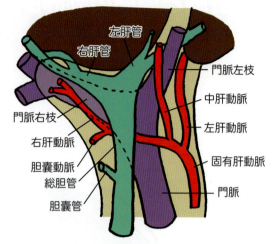

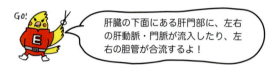
肝臓の下面にある肝門部に、左右の肝動脈・門脈が流入したり、左右の胆管が合流するよ！

図2　肝十二指腸間膜内の脈管（肝動脈・門脈・胆管）

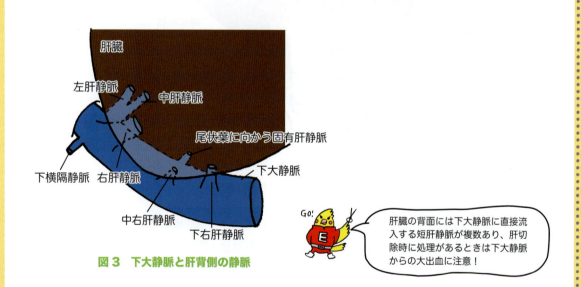

図3　下大静脈と肝背側の静脈

肝臓の背面には下大静脈に直接流入する短肝静脈が複数あり、肝切除時に処理があるときは下大静脈からの大出血に注意！

肝動脈・門脈の順に並んでいる。

下大静脈と肝背側の静脈（図3）

肝臓の背面には下大静脈に直接流入する短肝静脈が複数本存在している。短肝静脈のうち太いものは下右肝静脈や中右肝静脈、尾状葉に向かう固有肝静脈とよばれ、後区域や尾状葉を下大静脈へ直接ドレナージする静脈となっている。後区域や尾状葉を含む肝切除を行う際には、肝臓を固定する間膜だけでなく、短肝静脈を切離して下大静脈から肝臓を遊離する必要がある。短肝静脈の処理を誤ると下大静脈からの大出血に至ることがあり、手術のピットフォールである。

まずはここを知る！解剖図

❺ 胆嚢の位置と周囲の動脈

●吉田 直
日本大学医学部消化器外科　助教

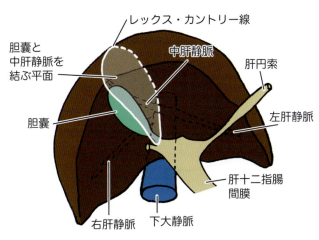

図1　胆嚢の付着部位（中肝静脈と胆嚢の関係）

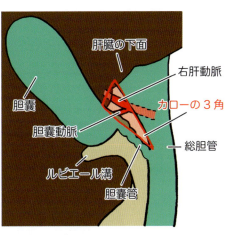

図2　胆嚢頸部とカローの3角

胆嚢の付着部位（図1）

　胆嚢は肝臓の下面、肝十二指腸間膜のやや右寄りに付着しており、この付着部を胆嚢床という。胆嚢と下大静脈を結ぶ線はレックス・カントリー線とよばれ、この線上を中肝静脈が走行しており右葉と左葉の境界に相当する。胆嚢床の近くまで中肝静脈の末梢枝が走行していることがあり、胆嚢摘出時には注意が必要である。
　胆嚢は胆汁の貯留・濃縮を行っているが、胆嚢を摘出しても胆汁は胆管を通り十二指腸に流れるため、自覚症状はほとんどない。

胆嚢頸部とカローの3角（図2）

　胆嚢頸部から肝十二指腸間膜まで脂肪織と漿膜で覆われているため、胆嚢管や胆嚢動脈は透見できない。胆嚢管、総胆管、肝臓の下面で構成される部位はカローの3角とよばれ、この中を胆嚢動脈が走行しており、動脈を見つける際の目印になる。胆嚢頸部の右尾側にあるくぼみはルビエール溝と呼ばれ、この奥には後区域に向かう胆管や動脈が走行しているため、胆嚢摘出術時の手術操作はルビエール溝よりも胆嚢側で行うと安全である。

まずはここを知る！解剖図

6 肝臓の区域図

●吉田 直
日本大学医学部消化器外科　助教

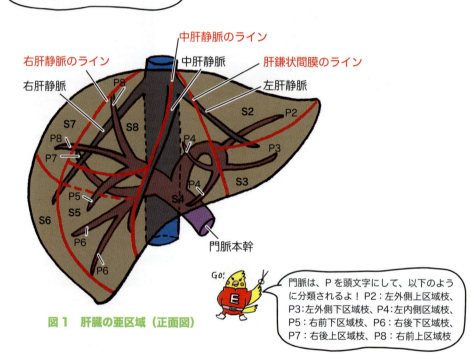

左葉は肝鎌状間膜のラインで内側区域と外側区域に分けられる！右葉と左葉は中肝静脈のラインで分けられる！右葉は右肝静脈のラインにより後区域と前区域に分けられるのだ！

亜区域は尾状葉からスタートして反時計周りに番号がつけられていて、S1：尾状葉、S2・S3：外側区域、S4：内側区域、S5・S8：前区域、S6・S7：後区域に分類されているよ！

門脈は、Pを頭文字にして、以下のように分類されるよ！P2：左外側上区域枝、P3：左外側下区域枝、P4：左内側区域枝、P5：右前下区域枝、P6：右後下区域枝、P7：右後上区域枝、P8：右前上区域枝

図1　肝臓の亜区域（正面図）

肝臓の分けかた（図1〜3）

肝臓は門脈や肝静脈を解剖学的な指標として肝葉、区域、亜区域に分けられている。肝臓の分け方は大きい順から、肝葉（右葉、左葉）＞区域（後区域、前区域、内側区域＝S4、外側区域、尾状葉＝S1）＞亜区域（S8〜S1）となっている。

亜区域は肝臓を尾側から見上げて、尾状葉をS1として反時計周りに番号がつけられている。

肝葉区域、亜区域

右葉と左葉は中肝静脈により分けられ、尾状葉は肝門部と下大静脈の間に位置する肝葉には含まれない区域である。

右葉は右肝静脈により後区域と前区域に分けられ、前区域は門脈前区域枝の分岐方向によりS8（頭側）とS5（尾側）、後区域は門脈後区域枝の分岐方向によりS7（頭側）とS6（尾側）に分けられる。

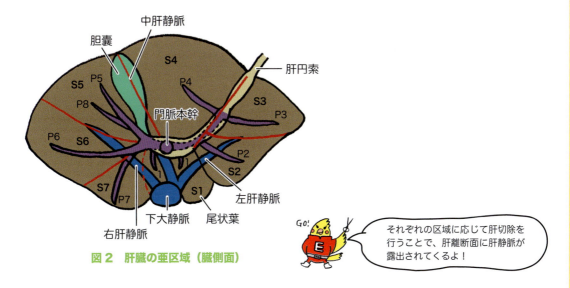

図2　肝臓の亜区域（臓側面）

それぞれの区域に応じて肝切除を行うことで、肝離断面に肝静脈が露出されてくるよ！

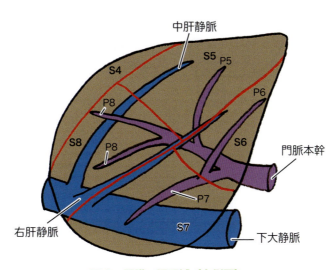

図3　肝臓の亜区域（右側面）

　左葉は門脈臍部（肝鎌状間膜に一致）により内側区域（=S4）と外側区域に分けられ、外側区域は左肝静脈によりS2とS3に分けられる。内側区域と外側区域の境界だけが肝静脈ではなく門脈臍部となっていることに注意が必要である。

　手術時には肝静脈が肝区域を境界する目印になるため、正しい区域切除を行えば肝静脈が肝離断面に露出される。肝切除術式は肝葉、区域、亜区域を単独で切除する以外に、隣接する区域や亜区域を切除することもありさまざまなバリエーションが存在する。

まずはここを知る！解剖図

7 膵臓と周囲臓器・動静脈

●吉田 直
日本大学医学部消化器外科　助教

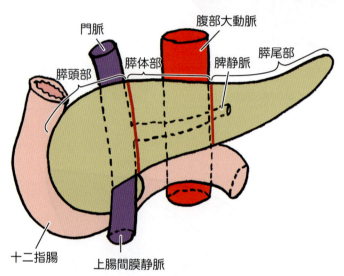

図1　膵臓の境界（膵頭部、膵体部、膵尾部）

膵臓の境界（図1）

　膵臓は胃の背側に位置しているため、開腹してもすぐには見えない。胃結腸間膜を切開して網嚢を解放し、胃を持ち上げると確認することができる。膵臓は左右に長く、右側は十二指腸球部、左側は脾臓に連なっている。

　膵臓は門脈と腹部大動脈により3つの部位（膵頭部、膵体部、膵尾部）に分けられる。膵頭部と体部は門脈の左側縁で分けられ、膵体部と尾部は腹部大動脈の左側縁で分けられる。

膵頭部、体部の動脈、静脈（図2）

　膵頭部の流入動脈は、総肝動脈から胃十二指腸動脈を介しての血流と、上腸間膜動脈から分岐する下膵十二指腸動脈からの血流の2系統がある。特に下膵十二指腸動脈を確実に処理することが出血量の減少や郭清のために重要であるとされている。

　膵臓の背側で上腸間膜静脈と脾静脈が合流し

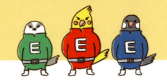

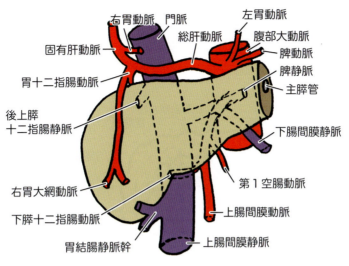

図2 膵頭部、体部の動脈、静脈

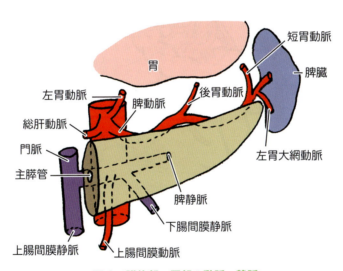

図3 膵体部、尾部の動脈、静脈

て門脈となる。膵の静脈系も膵上部と膵下部の2系統があり、それぞれ上腸間膜静脈と門脈に流入する。膵頭部は門脈を取り巻くように存在しているため、進行した膵頭部癌は門脈に浸潤しやすい。治癒切除が見込める場合には門脈を合併切除・再建する。

膵体部、尾部の動脈・静脈（図3）

膵体尾部では膵の頭側を脾動脈が、膵の背側を脾静脈が走行する。膵は2cm程度の厚さであるため、膵体尾部癌はこれらの血管に浸潤しやすい。これらの血管は浸潤を受けていなくても通常の膵体尾部切除では一緒に切除される。

まずはここを知る！解剖図

8 大腸と主要な血管

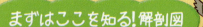
●林 成興
日本大学医学部消化器外科 准教授

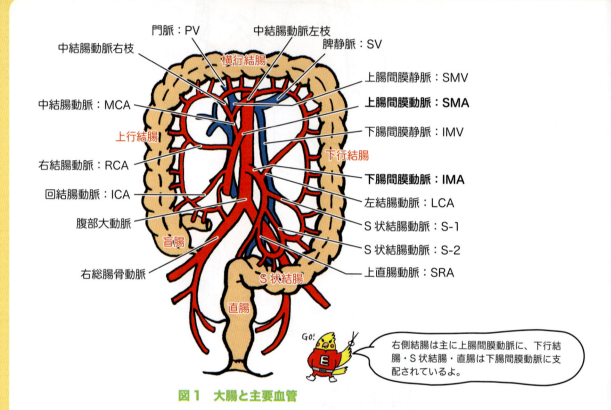

図1　大腸と主要血管

右側結腸は主に上腸間膜動脈に、下行結腸・S状結腸・直腸は下腸間膜動脈に支配されているよ。

　大腸の手術は主に癌に対するものが多く、本稿では癌手術についての必要な解剖を示す。大腸癌手術の基本的なコンセプトは、腫瘍の切除と関連するリンパ節郭清であり、それには腸管と腸間膜の生理的癒着部位からの遊離が必要である。腫瘍部分の大腸を決まった範囲で切除し、リンパ節は流入する動脈に沿って逆方向（中枢側）へ郭清する。

主要血管

動脈の走行

　右側結腸は主に腹部大動脈から分枝する上腸間膜動脈（SMA；superior mesenteric artery）系に支配されている。図1では省略されているが、SMAの左側は多くの小腸動脈が存在し、リンパ節郭清を行うにあたってこのSMA自体は切離できない。

　右側結腸は、まずSMAの分枝である中結腸動脈（MCA；middle colic artery）が主に横行結腸を、次いで欠損していることもある右結腸動脈（RCA；right colic artery）が上行結腸を、そして回結腸動脈（ICA；ileocolic artery）が回盲部、ときに上行結腸を支配している。

　一方、SMAより尾側で腹部大動脈から分枝

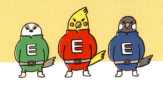

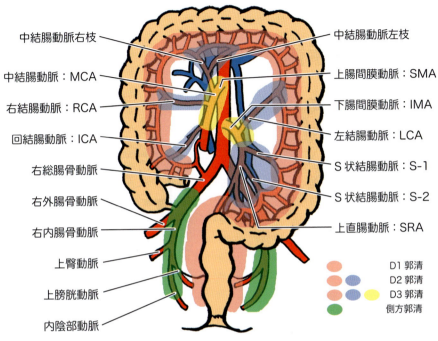

図2　リンパ節郭清範囲（郭清度：D）

大腸のリンパ節は主に、腸管傍リンパ節、中間リンパ節、主リンパ節、側方リンパ節に分類され、癌の深さによって郭清範囲が決まるよ！

する下腸間膜動脈（IMA；inferior mesenteric artery）からは、左結腸動脈（LCA；left colic artery）、S状結腸動脈、上直腸動脈（SRA；superior rectal artery）が分かれている。それぞれ主に下行結腸、S状結腸、直腸を支配している。

静脈の走行

静脈はいずれも門脈へと戻り、右側結腸と横行結腸は上腸間膜静脈より門脈へ至り、左側結腸と直腸上部は下腸間膜静脈より脾静脈を経て門脈へ至る。そのため大腸癌の血行転移で肝臓転移が多い。

主要なリンパ節とその郭清（図2）

大腸のリンパ節は腸管傍リンパ節（赤色●部）、中間リンパ節（青色●部）、主リンパ節（黄色●部）、側方リンパ節（緑色●部）に主に分類される。早期癌であれば腸管傍リンパ節のみの郭清（D1郭清）で十分であるが、切除してみると、実際はより深く浸潤していて進行癌ということもある。したがって、開腹でも腹腔鏡でも進行癌手術に必要な領域（腸管傍、中間、主リンパ節すべて）の郭清（D3郭清）が必要な場合が多い。

直腸下部の進行癌ではIMA領域のD3郭清に加えて側方リンパ節郭清が必要になる。

オペナース"イイトコ取り" 本当に手術に必要な解剖図

●東風 貢
日本大学医学部附属板橋病院消化器外科　診療教授

① 胸部食道癌手術

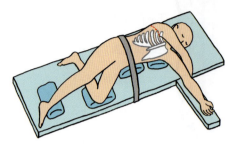

図1　開胸手術における側臥位の体位
（右開胸時の体位と皮切）

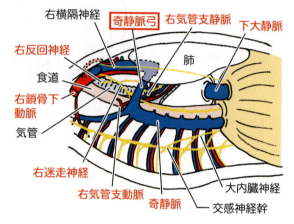

図2　右開胸時の食道の解剖

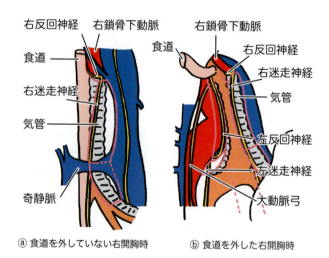

ⓐ 食道を外していない右開胸時　　ⓑ 食道を外した右開胸時

図3　食道周辺の神経と動静脈の走行

右開胸手術の流れと解剖のポイント

①多くは右開胸手術となるため左側臥位の体位がとられる（図1）。胸腔鏡下手術では腹臥位にて手術台左方からのアプローチとなる。

②開胸は第5～6肋間を開胸する。

③肺圧排鈎にて操作する縦隔の視野を確保する。術野は狭く深いため器械出し看護師の位置から術野を見ることは困難である。そのため、モニターで確認するか手術手順を理解してお

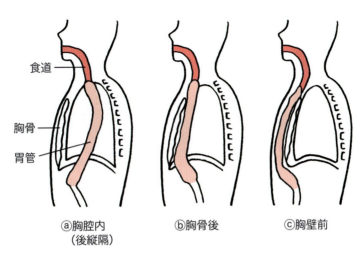

図4　食道切除術後の再建ルート

き、手術進行を確認する必要がある。また現在、胸腔鏡下食道切除が行われており、腹臥位でのアプローチとなるが、手術手順に大きな違いはない。

④胸部中部、下部食道は主に気管支動脈より血行を受け奇静脈に注ぐため、切除手術の際、いずれも切断される（図2）。

器械出しのポイント

食道癌手術時の解剖は、重要臓器が重なり合い非常に複雑である。まずは手術に関連する臓器名だけ（図2の赤字の部分）でもしっかり把握することで器械出しがスムーズになる。

⑤周囲リンパ節を郭清しながら食道を縦隔より遊離しテーピングする。

⑥食道は自律神経（交感神経、副交感神経）に支配されており、特に副交感神経を司る迷走神経から分岐する反回神経の走行を理解することは重要である。反回神経は左右で走行する部位が異なり、この神経を損傷すると声帯麻痺による嗄声や嚥下障害、誤飲などの原因となる。

これら神経を温存しながら食道の遊離を進める（図3）。

器械出しのポイント

食道切除に際し、自律神経系周囲の郭清が重要であるため、この部分を図3に示した。実際の神経は脂肪に覆われ、このようにクリアに見えるようになるのは郭清が終了する直前で、術者はこの解剖をイメージしながら神経を掘り出す作業をしている。

⑦食道周囲を郭清しながら遊離を進め、サージカルテープで食道を挙上する。

⑧挙上した食道の口側である頸部食道をリニアステープラーを使い頸部で切断。切断した食道部分を胸腔内に残したまま胸腔ドレーンを挿入し閉胸する。

⑨体位を仰臥位に戻し腹部操作に移る。上腹部正中切開にて開腹し胃大網動静脈、右胃動脈を温存しながら胃の遊離を進め、左胃動脈を結紮切断する。食道裂孔に到達し切断した食道を腹腔内に引き出す。

照らし合わせてみよう！
─ 術野や他の画像ではこう見えている！─

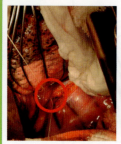
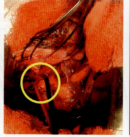
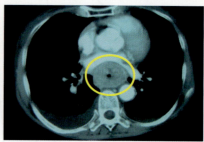

図5　奇静脈の結紮切断　　図6　食道の挙上　　図7　巨大な食道腫瘍のCT所見

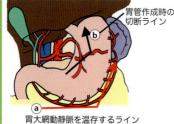
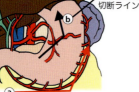
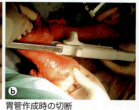

図8　胃管の作成と再建

　図5は奇静脈（図2-□）を結紮切断している場面であるが、実際術野は深く周囲から確認できないため、器械出し看護師は手術の進行状況をイメージしながら必要な結紮糸の長さの調節などを行わなければならない。

　図6の術野では、食道が挙上されていることが写真でわかるが、実際に操作されている部分は胸椎の直上、心臓の後面であることが巨大食道癌におけるCT所見でわかる（図7）。

　大網は胃の大彎側に沿って、胃大網動静脈を温存するライン（図8ⓐの赤い矢印）で切断される。胃管の作成時は胃の小彎側に沿って切断される（図8ⓑの黒い矢印）。この際、胃管の長さによりリニアステープラーが2～3回使用されることになる。

⑩リニアステープラーで食道を含めた胃小彎側を数回にわたり切離し胃管を作成する。胃管での再建が不可能の場合は、結腸または有茎空腸による再建が行われる。

⑪頸部操作にて頸部リンパ節郭清が行われる。切断した頸部食道を挙上する。

⑫適切な再建ルートにて胃管を頸部より挙上する（図4）。

⑬胃管と頸部食道を吻合（吻合の多くは器械吻合〔CDH、PCEEA〕で行われるが、手縫いで吻合するなど吻合法は各施設でさまざまである）する。

⑭頸部吻合部にドレーンを挿入し閉鎖する。

⑮腹部にドレーンを挿入し閉腹、手術終了する（施設により幽門形成、腸瘻造設が行われる）。

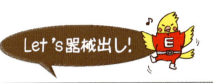

食道癌、開胸時

　開胸操作時の視野は術者のみしか見えないのが実情で、器械出し看護師は要求される器械の種類で手術進行度を予測する必要がある。食道の剝離操作、周囲リンパ節郭清操作では電気メス、ハーモニック®、リガシュア™等の器械、結紮糸のみであるが、郭清が進み、神経ならびに食道の確保ができれば血管テープなどが要求され、開胸操作が終盤にさしかかったことを認識する必要がある。

　さらに食道の切断時に多くはリニアステープラーが使用される。これらの器械が要求されるなど、食道離断の操作が行われたことが確認されれば、開胸操作が終わりに近づいたサインとして閉胸の準備に入る必要がある。このとき摘出される腫瘍検体はなく突然に開胸操作が終わりになるため、閉胸で慌てないように必要とされる洗浄液、ドレーン、閉胸器械、結紮糸、肋骨の固定材料などの準備に早めに取り掛かるべきである。

開腹時

　開腹操作は胃切除に準じた操作である。違いは右胃大網動脈、右胃動脈が温存され、左胃動脈のみ結紮切断されることで胃の上部小彎ならびに食道が切断されることである。胃切除に使われるリニアステープラーは、胃の上部小彎と食道の切断に使用されるとともに、胃管作成にも使用される。そのため、通常2〜4個のリニアステープラーが使用される。事前に交換用のカートリッジを余分に準備することが手術を中断せずに進めるコツである。この時点で、胸腔内より抜去された食道が、初めて開腹創から摘出されることを認識しなければならない。

　再建ルートは各施設や条件で違うため各施設の手順に従わなければならないが、胃管の血流障害を防ぐための保護シートの使用や、挙上に使用される器具は各施設でさまざまな工夫があるため事前にチェックする必要がある。

頸部操作

　頸部操作も各施設で治療方針が異なり、郭清の範囲や頸部食道・胃吻合の方法がさまざまなので、自動吻合器の種類、使用される縫合糸などを事前に確認し準備する。

オペナース"イイトコ取り" 本当に手術に必要な解剖図

●東風 貢
日本大学医学部附属板橋病院消化器外科　診療教授

② 幽門側胃切除術

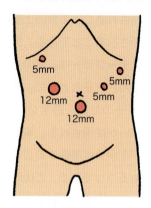

図1　腹腔鏡下幽門側胃切除術のポート挿入部

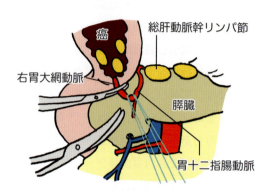

図2　右胃大網動静脈の結紮・切断

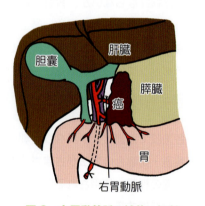

図3　右胃動静脈の結紮・切断

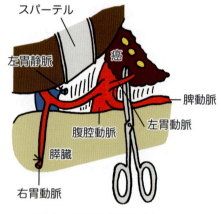

図4　左胃動脈の処理

手術の流れと解剖のポイント

①開腹手術、腹腔鏡下手術いずれも仰臥位での手術となる。

②開腹手術では上腹部正中切開にて腹腔内に到達する。腹腔鏡下手術では図1のようにポートが挿入されるため、それぞれのサイズのポートを準備する必要がある。

③大網の切除、癌の進行度や各施設の方法によっては網嚢切除を行う。大網と網嚢は十二指腸側または横行結腸付着部中央より剥離していく。正しい層で入るとほとんど血管の結紮は行わない。

④郭清および血管の結紮を順次行う。大網の剥離に伴い幽門下の右胃大網動静脈周囲を郭清し、同動静脈を結紮・切断する（図2）。幽門

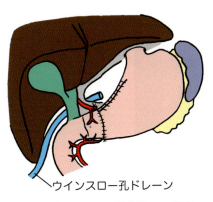

図5 ウィンスロー孔ドレーン挿入

⑧リニアステープラーにて胃を切断する。

⑨胃切断部の口径を揃え、胃十二指腸（B-Ⅰ）あるいは胃空腸吻合にて（B-Ⅱ、Roux-Y）にて再建する。

⑩ウィンスロー孔にドレーンを挿入し閉腹、手術終了する（図5）。

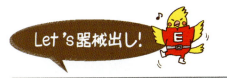

Let's器械出し！

血管の結紮・切断

開腹後すぐに必要となるのは、胃の牽引による脾門部の損傷に伴う出血を予防するための紐付きガーゼを、脾臓の背面、横隔膜上に挿入する操作である。このような予防的操作が行われても予期せぬ出血があるため、施設で使用されている止血用シートや血管縫合糸はいつでも出せるように準備が必要である。

その後、術者は大網切除操作を行うが、電気メスならびにハーモニック®やリガシュア™などのデバイスの発達により、必要とする器械はあまりなく、器械出し看護はいったん落ち着く。しかし、デバイスで止血困難な出血が起こったり、大網切除が進み切断される主要血管が露出されると、結紮糸が必要となるので、事前の準備は怠ってはならない。

右胃大網動脈、右胃動脈が切断されたら、十二指腸の切断が近いことを認識すべきである（図2、3）。

十二指腸の切断

再建方法が病態や各施設の治療方針で異なるため、十二指腸の切断方法も異なる。どのような再建方法か、吻合方法は手縫い吻合か器械吻

上部の郭清に移り、右胃動静脈周囲を郭清し、同動静脈を結紮・切断する（図3）。

器械出しのポイント

大網切除が幽門側に到達すると実際に図2のような視野が現れてくる。右胃大網動静脈は、最初に結紮される血管なので手術進行度の目安となる。

右胃大網動静脈の次に結紮される血管が右胃動静脈である。大網側の処理の際にスパーテルにて肝臓を上方に圧排し、術野が小彎側に移動すると間もなく、郭清された固有肝動脈より分岐する右胃動静脈が確認される（図3）。

⑤十二指腸の切断を行う。ビルロートⅠ（B-Ⅰ）法の場合は十二指腸鉗子にて把持した後に切断、ビルロートⅡ（B-Ⅱ）法、Roux-Y再建の場合は、リニアステープラーにて切断する。

⑥再び郭清および血管の結紮に移り、膵上縁、肝十二指腸靱帯左縁を郭清、さらに腹腔動脈左側と脾動脈近傍のリンパ節を郭清し順次左胃静脈、左胃動脈を結紮切断する（図4）。

⑦さらに胃上部小彎の郭清を行い胃の切離ラインを整理する。

照らし合わせてみよう！
術野や他の画像ではこう見えている！

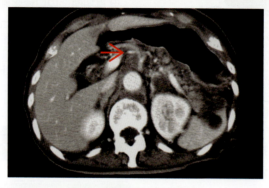

図6　右胃動脈のCT所見

実際の右胃動脈のCTを図6に示した（赤い矢印）。肝臓のやや後方右上腹部に位置することから、スパーテルにより肝臓の挙上がないと視野がとれないことが見てとれる。

合かを事前に術者に確認しておくことが大切である。また腹腔鏡下手術では、ハンドアシストか完全鏡視下手術等かで、吻合方法が異なるため、事前に十分に周知しておくべきである。

大まかに、B-Ⅰ再建では十二指腸鉗子により把持した後で切断、B-ⅡあるいはRoux-Y再建ではリニアステープラーによる閉鎖切断が一般的である。

胃の切断と吻合

左胃動脈の切断、各領域の郭清ならびに胃切除周囲の処理が終わると胃の切断に入る。ここはリニアステープラーによる切断が一般的で、これにより胃は摘出される。

吻合については各施設ならびに再建方法で大きく変わるが、手縫い吻合の場合は使用される縫合糸の種類、器械吻合では吻合方法に伴って使用される縫合器とその数を確認し、交換カートリッジに不足がないよう準備する必要がある。

引用・参考文献

1) 北野正剛ほか編．標準外科学．第14版．畠山勝義監．東京，医学書院，2016，711p.
2) 笹子三津留編．胃癌．垣添忠生監．東京，メジカルビュー社，2002，149p．（新癌の外科 - 手術手技シリーズ，3）．
3) 加藤抱一編．食道癌．垣添忠生監．東京，メジカルビュー社，2002，156p．（新癌の外科 - 手術手技シリーズ，5）．

オペナース"イイトコ取り" 本当に手術に必要な解剖図

●東風 貢
日本大学医学部附属板橋病院消化器外科 診療教授

1章 手術編 消化器外科（一般外科）

③ 胃全摘術

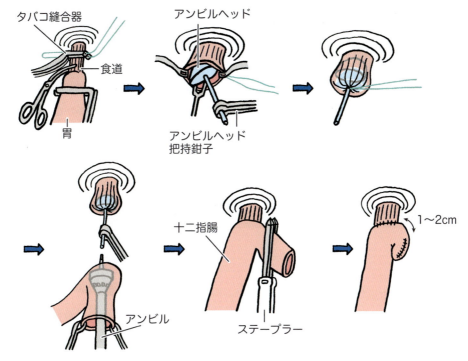

図1　食道空腸吻合時のタバコ縫合

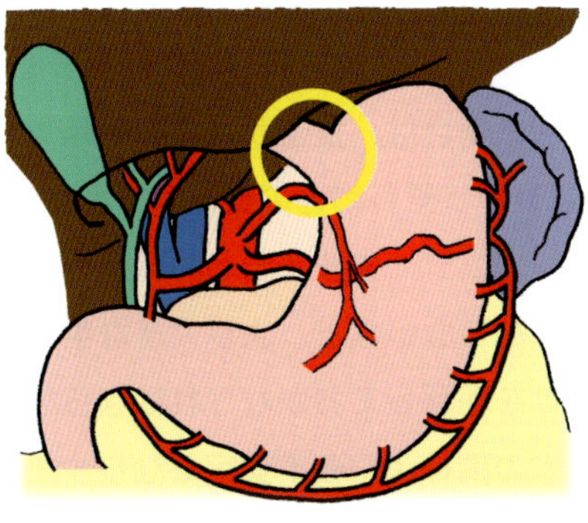

図2　吻合操作を行う場所

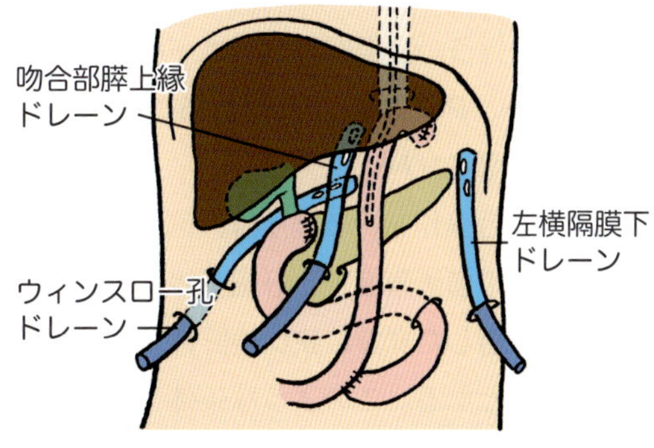

図3　術後のドレーン挿入部位

手術の流れと解剖のポイント

①～⑥の手順（体位～左動脈の結紮切断）は幽門側胃切除術に準ずる。

⑦脾門部を郭清しながら順次胃と離断していき、食道周囲に到達する。

照らし合わせてみてみよう！

術野や他の画像ではこう見えている！

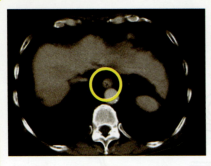

図4　食道吻合部のCT所見

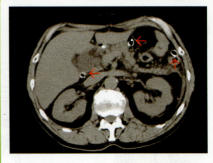

図5　ドレーン挿入後のCT所見

実際に操作される食道吻合部を図4（○で囲んだ部分）に示した。断層の画像では周囲が肺野で食道前面が肝臓で覆われていて、いかに操作が難しいかがわかる。図5は、ドレーン挿入後のCT画像である。それぞれのドレーン（赤い矢印）は臥床した状態で1番背中側に挿入されているのがわかる。

⑧迷走神経を離断しながら食道を周囲組織から剥離する。

⑨食道にタバコ縫合器をかけて離断（図1）。吻合器を食道に挿入しタバコ縫合にて結紮する。

⑩トライツ靱帯より15cm肛門側で空腸を離断、結腸間膜にY脚を通し吻合器にて食道空腸吻合を行う。食道空腸吻合は一般的に器械吻合（CDH、PCEEA）で行われる。

器械出しのポイント

実際に吻合操作を行う場所は、図2（○で囲んだ部分）の横隔膜直下、肝臓下縁、脾臓の上極付近に位置した非常に狭い視野の限られた場所での吻合となる。このような条件下での器械操作となるため、視野の確保と的確な手順、間髪をいれない器械出しが必要となる。

⑪ウィンスロー孔、吻合部、左横隔膜下にドレーンを挿入し閉腹、手術終了する（図3）。

Let's 器械出し！

胃全摘においての肝（キモ）は食道空腸吻合であり、熟練と技術、さらに繊細さが要求される場面である。吻合がうまくいかないとタバコ縫合から仕切り直しで、再度同様の手技を行わなければならず、再チャレンジの場合は術者としても極度の緊張とプレッシャーを受ける場面である。再吻合の場合は、食道がさらに縦隔側に深くなり、よりいっそう吻合の難易度が高くなるほか、再チャレンジに失敗すると開胸手術に移行しなければならないなど、より大きな手術に移行することを理解しておかなければならない。

術者の精神状態も不安定となりやすい場面でもあり、精神的なフォローも必要である。終盤でみなが疲れてきているところで、さらに時間を要することになるが、「もう1回やるの？」という雰囲気は、手術を悪循環に導く可能性があるということを理解するのも、器械出しのコツと心得る。

④ 肝切除術

●吉田 直
日本大学医学部消化器外科 助教

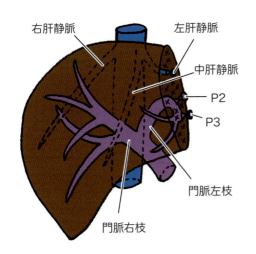

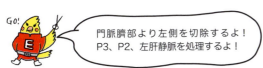

図1 外側区域切除

門脈臍部より左側を切除するよ！
P3、P2、左肝静脈を処理するよ！

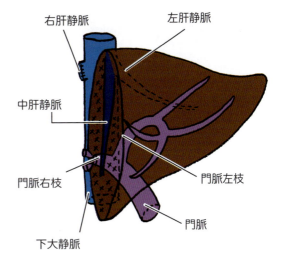

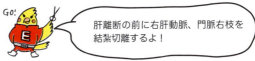

図2 右葉切除

肝離断の前に右肝動脈、門脈右枝を結紮切離するよ！

　肝臓の切除術式は、門脈の支配領域に沿って切除する系統的肝切除と、それ以外の非系統的肝切除に大別される。両術式は腫瘍の性質（診断）や大きさ・局在によって選択されるが、どの区域を切除するかによってさまざまな術式が存在する。

系統的肝切除

　葉切除や区域切除では肝外で肝動脈や門脈の処理ができるため、肝離断より先にこれらの脈管を処理することで、切除予定部位を阻血域として同定することができる。外側区域切除では門脈臍部で、葉切除（右葉、左葉）では肝門部で、動門脈の処理を行う。亜区域以下の肝切除では門脈の支配領域は肝外からは認識できないため、術中超音波で門脈の亜区域枝を穿刺・染色して切除予定部位を同定する。

非系統的肝切除

　非系統切除は部分切除ともよばれ、上記以外の門脈支配に沿わない肝切除であり、比較的肝表近くの腫瘍に対して行われることが多い。

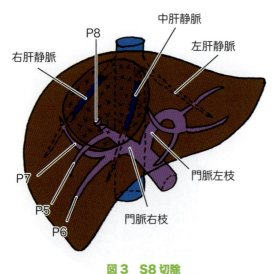

図3　S8切除

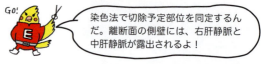

染色法で切除予定部位を同定するんだ。離断面の側壁には、右肝静脈と中肝静脈が露出されるよ！

主な切除術の流れ

外側区域切除では門脈臍部より左側を切除する。処理する脈管はA3（S3の肝動脈）、P3（S3の門脈枝）、A2、P2、左肝静脈である（図1）。右葉切除では右肝動脈、門脈右枝を肝離断の前に結紮切離する。肝実質の離断中に右肝管、離断の最後に右肝静脈が根部で結紮切離される（図2）。

S8切除では染色法で切除予定部位を同定する。P8が根部で切離され、離断面の側壁には右肝静脈と中肝静脈が露出される（図3）。

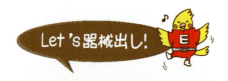

手術のポイント

肝切除術では肝実質を離断するというほかの消化器外科手術にはない特殊性がある。肝臓は血流が豊富であり、いかに肝離断中に出血させないかが重要なポイントである。

①プリングル法実施時

離断中に出血を減らす目的で考案されたのが"プリングル法"であり、肝十二指腸間膜をネラトンカテーテルでテーピングして、離断時はフォガティー鉗子で一時的にクランプする。15分クランプののち5分間解除を離断が終了するまで繰り返す。プリングル法による流入血の遮断下でも出血が多い場合には肝静脈からの出血と考えられるため、肝臓をさらに挙上したり、中心静脈圧を低下させる目的で人工呼吸器の1回換気量を減らしたり、下大静脈のクランプを行うこともある。

②吸引管の準備

離断線上に血液が溜まると脈管の認識ができなくなるため、吸引が重要である。吸引管を2本用意して術者側と助手側で使用できるようにしておく。

照らし合わせてみよう！
術野や他の画像ではこう見えている！

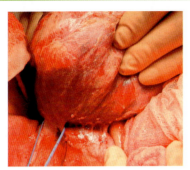

図4　下大静脈と肝背側の静脈

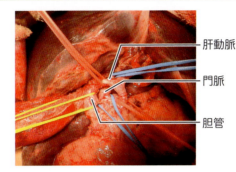

図5　肝門部のテーピング（肝十二指腸靭帯内の脈管のテーピング）

― 肝動脈
― 門脈
― 胆管

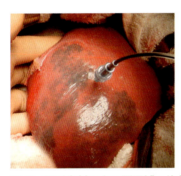

図6　門脈穿刺による亜区域の染色

　右葉は腹腔内で生理的に固定されているため、肝切除に際して授動する必要がある。右副腎と下大静脈靭帯を切離して肝右葉を完全に脱転すると、下大静脈の右側壁が露出される。肝の尾側より、下右肝静脈、短肝静脈、右肝静脈が露出されている（図4）。

　肝実質切除で肝実質の離断に先立ち肝門部で脈管を露出する。肝動脈（赤テープ）、門脈（青テープ）、胆管（黄テープ）が掛けられている（図5）。

　亜区域は染色法で同定する。門脈枝の穿刺は術中超音波で確認しながら行い、色素（インジゴカルミン）を注入すると肝表に染色域が出現する（図6）。

③脈管の結紮糸の準備

　肝離断は「肝実質の破砕・脈管の露出」と「脈管の結紮・切離」からなるが、最もシンプルな方法が鉗子圧挫法と結紮の組み合わせである。肝実質をペアン鉗子で圧挫して、残った脈管を3-0あるいは4-0の絹糸で結紮する。この結紮は1回の肝離断で100回以上行うこともあり、ケリー鉗子に糸をつけたものを常に用意しておく。

　肝離断中に太いグリソン鞘を切離する際には、2重結紮や針付き非吸収糸による刺通結紮を行う。施設によっては肝実質の破砕を

CUSA、脈管結紮・切離を超音波凝固切開装置やリガシュア™などのベッセルシーリングシステムで行う場合がある。使用する糸の数は減るが、アクティブブレードやカッターの溝に肝組織が付着することがあるため、プリングル法のクランプ解除時間にデバイスを清掃する。

　手術時間短縮のために摘出標本側の止血には血管クリップを使用することもある。太いグリソン鞘や肝静脈の切離には自動縫合器を使用する方法もある。簡便で時間短縮に有効であるが、万が一に備えて血管鉗子も準備しておく。

④肝静脈壁にあいた小孔の閉鎖時

　肝離断の中盤以降では離断面に肝静脈が露出される。肝静脈壁にあいた小孔の閉鎖にはフィブリン糊や針付き糸（5-0 あるいは 6-0）を使用する。針付き糸もすぐに使用できるように持針器で把持しておく。生理食塩水は血管の小孔を確認するため出血点に滴下したり糸を結紮したりする際に使用するため、留置針外套つきの 20mL シリンジを 2 本以上用意しておく。

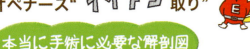

⑤ 膵頭十二指腸切除術

吉田 直
日本大学医学部消化器外科　助教

1章 手術編　消化器外科（一般外科）

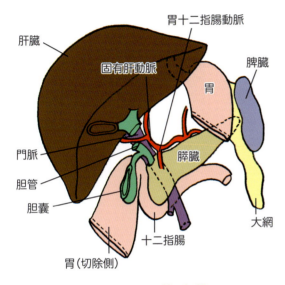

図1　胃と胆管の切離

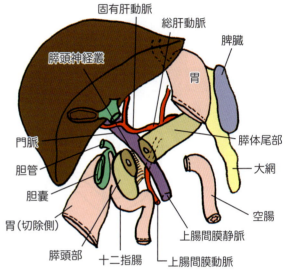

図2　膵臓と十二指腸の切離

胃 → 胆管 → 膵臓 → 空腸の順に切離するよ！胆管は、再建時に備えて切離端をブルドック鉗子でクランプしておこう！

膵頭十二指腸切除術では胃、胆管、膵臓、十二指腸が切離され、食物・胆汁・膵液の通り道の再建が必要になる。手術の手順は、通常は胃 → 胆管 → 膵臓 → 空腸の順で切離される。門脈をトンネリング（門脈前面で膵臓のテーピングをすること）して切除可能と判断したら、まず胃を切離する。

胃と胆管の切離

胃の切除範囲は病変の進展範囲や施設間で違いがある。2/3胃切除、亜全胃温存（幽門輪のみを切除）、幽門輪温存（胃をすべて温存）の3通りの方法がある。胃ないし十二指腸を切離すると、膵臓の上縁や胃十二指腸動脈根部の処理が容易になる（図1）。

次いで、肝動脈の走行を確認して胆管を切離

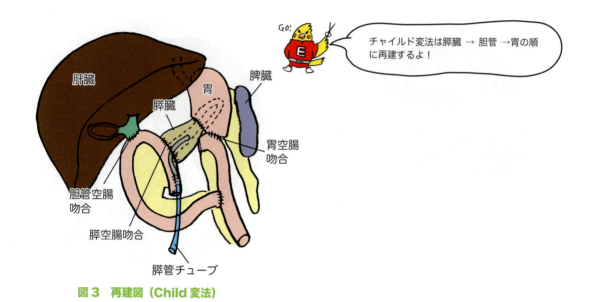

図3　再建図（Child変法）

する。胆管は後の再建に備えて切離端をブルドッグ鉗子でクランプしておく。

膵臓と十二指腸の切離・再建

　胃十二指腸動脈を切離した後、膵臓を切離する（図2）。膵切離の際に主膵管を同定し、膵管チューブを留置する。空腸を切離した後、膵頭神経叢を切離すると標本が摘出される。

　再建法にもいくつかの方法があるが、日本では膵空腸吻合を採用する施設が多く、膵臓→胆管→胃の順に再建を行うChild変法（PD-Ⅱ：図3の方法）が最も普及している。

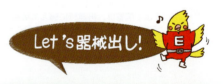

手術のポイント

　膵頭十二指腸切除は「切除（標本摘出まで）」と「再建」のパートがある。標本摘出までに要する時間は腫瘍の進行度や迅速病理診断の結果、血行再建の要否によってさまざまである。予期せぬ出血や副損傷は標本摘出までに起きやすい。再建は定型化されており単調であるが、器械出し看護師の仕事は煩雑になる。消化管どうしの吻合以外にも胆管空腸吻合、膵空腸吻合、

照らし合わせてみよう！

術野や他の画像ではこう見えている！

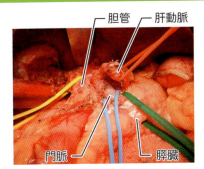

図4　胆管、肝動脈、門脈、膵臓のテーピング

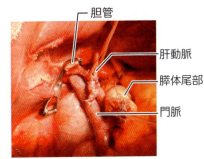

図5　膵頭十二指腸の切除後

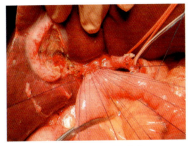

図6　胆管空腸吻合

　膵頭十二指腸切除では、胆管（黄テープ）、肝動脈（赤テープ）、門脈（青テープ）、膵臓（緑テープ）をそれぞれテーピングして、切除可能性を判断する（図4）。門脈前面で膵のテーピングができれば、門脈の合併切除・再建が不要であることが多い。図5では胆管の断端、肝動脈、門脈、膵体尾部を残して膵頭十二指腸が摘出された状態である。胆管断端はブルドッグ鉗子でクランプ、肝動脈（赤テープ）がテーピングされており、主膵管に膵管チューブが挿入されている。図6では胆管と挙上空腸が端側で吻合されている。

門脈再建があり、それぞれ使用する針糸や手順が異なる。

①門脈再建

　門脈再建は標本摘出の直前に行われる。門脈再建中は門脈血流が途絶えるため、この時間を最短にする目的で門脈が最後に切離される。円滑に門脈再建に移れるように、必要な器械や針糸に関しては前もって術者が指示をする。一般的には標本摘出の直前に血管鉗子、門脈再建時には血管吻合用の5-0モノフィラメント非吸収糸、血管吻合用の持針器、針糸保持用のゴム付きモスキート鉗子、ヘパリン加生理食塩水、留置針外套つきのシリンジなどを用意する。

②胆管空腸吻合

　胆管空腸吻合には4-0か5-0のモノフィラメント吸収糸が使われることが多い。吻合部に異物が残ると結石の生成や狭窄の原因になるため、吸収糸が選択される。

③膵空腸吻合

膵空腸吻合は膵頭十二指腸切除の再建で最も合併症が多く、膵液漏の克服が課題である。さまざまな工夫が凝らされており定まった方法はないが、膵臓の切離面と空腸を密着させる柿田式やブランガード法が膵空腸吻合の主流になっている。

膵管と空腸の吻合は 5-0 か 6-0 のモノフィラメント吸収糸、膵切離面と空腸の密着吻合には 2-0 から 4-0 のモノフィラメント非吸収糸が使われることが多い。密着吻合の糸は膵臓を貫通させるため、長期間強度が維持されることが必要である。

④ステントチューブの留置

膵空腸吻合部や胆管空腸吻合部にはステントチューブが留置されることが多い。術後の膵液や胆汁の排液モニター、後壁への運針の予防、吻合部の安静や開存性を維持することを目的にしている。ステントチューブは排液のモニターをしたり異物が残らないように確実に抜去するならば外瘻（膵液や胆汁が体外に排液される）、ドレーン本数が増えることを回避するのであれば内瘻（膵液や胆汁は腸管内に戻る）が選択される。

オペナース"イイトコ取り"
本当に手術に必要な解剖図

● 吉田 直
日本大学医学部消化器外科 助教

⑥ 膵体尾部切除術

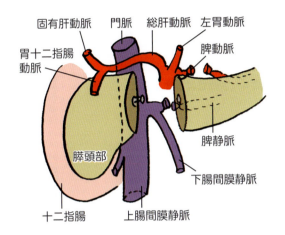

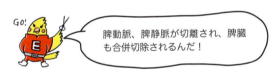

図1　脾動脈、膵臓、脾静脈の切離

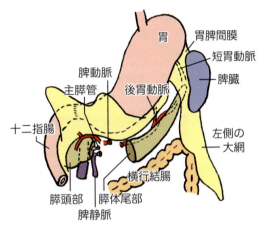

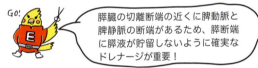

図2　胃結腸間膜、胃脾間膜の切離

　膵体尾部は門脈の左側縁から脾臓側の部分である。膵体尾部切除では脾動脈、脾静脈が切離されるため、脾臓も合併切除される。脾臓を温存する脾温存膵体尾部切除という術式もあるが、脾動脈と脾静脈を温存する必要があるため、膵嚢胞性腫瘍など低悪性度の病変に対して行われる。

脾動脈と膵臓の切離（図1）

　膵体尾部切除では最初に体尾部ならびに脾臓の流入血を遮断するために、脾動脈を結紮切離する。次に膵実質を離断して主膵管を結紮切離する。最近では、膵臓の離断時には自動縫合器による閉鎖が多用されている。最後に脾静脈を結紮切離すると膵体尾部が膵頭部より切り離される。

　脾動脈は胃上部に後胃動脈や短胃動脈を分岐しているため、それらを切離し、膵体尾部を後腹膜から遊離すると標本が摘出される。膵臓の切離断端の近くに脾動脈と脾静脈の断端があるため、膵断端に膵液が貯留しないように確実なドレナージが重要である（図2）。

照らし合わせてみてみよう！

術野や他の画像ではこう見えている！

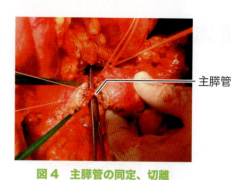

図3　脾動脈、膵臓のテーピング

図4　主膵管の同定、切離

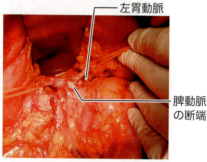

図5　膵体尾部切除後

　膵体尾部切除でも最初に切除可能性を判断する。脾動脈（赤テープ）、膵臓（緑テープ）をテーピングしている（図3）。切除可能と判断したら、まず脾動脈を結紮切離する。脾動脈を結紮すると膵臓の血流が途絶えて縮小するため、以降の操作が容易になる。術中超音波で腫瘍との距離を確認しながら、テープの直上で膵臓を切離する。膵切離では膵実質を離断して確実に主膵管を同定して結紮することが膵液漏を防ぐために重要である（図4）。最後に脾静脈を切離し、膵体尾部を後腹膜から遊離すると標本が摘出される（図5）。

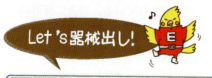

手術のポイント

　膵体尾部切除は膵頭十二指腸切除と比較してシンプルな術式である。浸潤を受けやすい脾動静脈はともに切除されるため、血行再建は通常施行しない。消化管や胆管の再建が必要ないため、今後腹腔鏡下で実施される機会も増加すると考えられる。定型化された手術であるが膵液漏の発生率が高く、膵臓の切離法と膵断端の閉鎖法をどのように行うかが重要なポイントである。膵臓の状態は症例によってさまざまであり、膵臓の厚さや硬さに応じて膵断端の閉鎖法を使

い分ける必要がある。

①膵切離
　膵切離にはメスで切離して止血のみを行う方法、膵実質を破砕して分枝膵管を露出した後に結紮する方法、膵実質ごと分枝膵管をベッセルシーリングシステムで凝固する方法がある。

②膵断端の閉鎖
　膵断端の閉鎖には膵切離面どうしを縫い合わせる方法、自動縫合器で閉鎖する方法、膵切離面を消化管に吻合する方法がある。絶対確実な方法は存在しないが、膵臓が薄い症例は膵液漏のリスクが高くないため自動縫合器で閉鎖可能であり、膵臓が厚い症例は膵液漏のリスクが高いため消化管を吻合するなどの工夫がされている。

　手縫い吻合による膵断端の閉鎖にはモノフィラメントの吸収糸を用い、自動縫合器で閉鎖する場合には厚い組織に対応したカートリッジを使用する。処理した膵断端に対しては、組織接着剤を使用することもある。膵の断端は膵液漏の発症リスクが高いため、確実なドレナージが重要であり、持続吸引式ドレーンや洗浄が可能な洗浄栓つきドレーンを使用することもある。

オペナース"イイトコ取り"
本当に手術に必要な解剖図

● 林 成興
日本大学医学部消化器外科 准教授

⑦ 開腹による結腸右半切除術

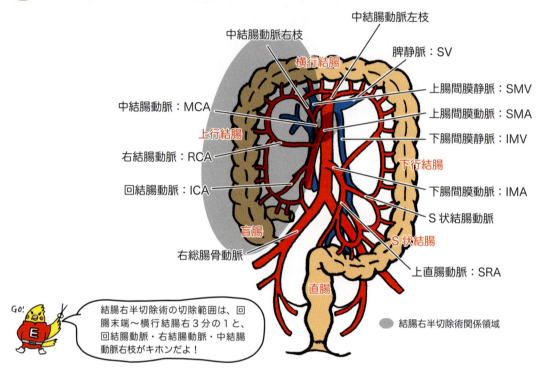

結腸右半切除術の切除範囲は、回腸末端〜横行結腸右3分の1と、回結腸動脈・右結腸動脈・中結腸動脈右枝がキホンだよ！

図1　結腸右半切除術の関係領域

結腸右半切除術の関係領域（図1）

　結腸右半切除術（right hemicolectomy、通称右のヘミコレ）の関係領域を図1に示した。正確な結腸右半切除は、回腸末端・盲腸・上行結腸・横行結腸右3分の1と回結腸動脈・右結腸動脈・中結腸動脈右枝を切除することであり、D3郭清ではそれぞれの動脈基部の上腸間膜動脈前面のリンパ節を含む脂肪織の摘出が必要である。しかし実際には後述する原則に従うので、腫瘍の位置や右結腸動脈の欠損により、完全な結腸右半切除術を施行する頻度はそう多くはない。また静脈系も多様である。

切除範囲の原則

　図2は進行結腸癌における腸管と傍腸管リンパ節の切除範囲である。図2ⓐのごとく腫瘍が支配血管のほぼ直下に存在した場合は、口側と肛門側を10cm切除する。図2ⓑは支配血管がどちらかにずれている場合であるが、支配血管をまたぐ場合はそれより5cmの切除範囲で構わない。したがって結腸右半切除術になる場合は、腫瘍が比較的大きく、上行結腸でも肝弯曲部付近に存在して比較的上行結腸が短い場

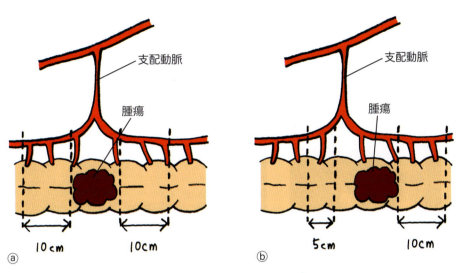

図2　結腸切除範囲の原則

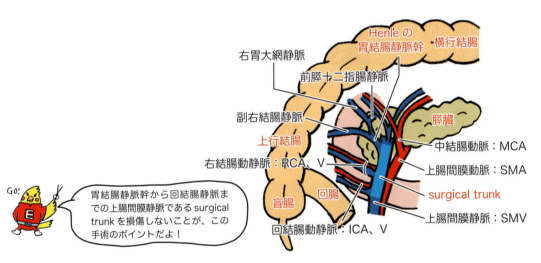

胃結腸静脈幹から回結腸静脈までの上腸間膜静脈であるsurgical trunkを損傷しないことが、この手術のポイントだよ！

図3　結腸右半切除術における主要血管

合のみ原則に準じた切除となる。右結腸動静脈が欠損しており盲腸に近い場合では回盲部切除術となり、その他の場合は結腸部分切除術となる。

結腸右半切除術のポイント

結腸右半切除術の大きなポイントはsurgical trunk（図3の青帯部：胃結腸静脈幹から回結腸静脈までの上腸間膜静脈）であり、リンパ節郭清において重要かつ危険な領域で、外科的静脈幹といわれるゆえんである。D3リンパ節郭清における指標であり、損傷してはいけない（できない）血管である。surgical trunkは小腸の血流すべてが戻ってくる血管であり、結紮切離は絶対にできない。

照らし合わせてみてみよう！
術野や他の画像ではこう見えている！

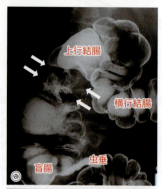

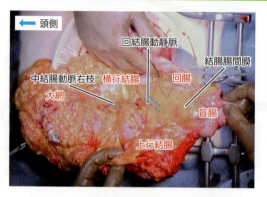

図5　右側結腸の引き出し：開腹手術

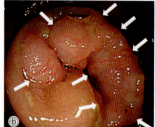

白矢印：進行2型大腸癌

図4　注腸造影と内視鏡写真

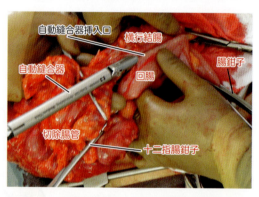

図6　自動縫合器による機能的端端吻合

　図4-ⓐは注腸造影写真である。上行結腸進行癌でほぼ全周性の典型的なapple core（リンゴの芯）像を呈している。図4-ⓑは同症例の大腸内視鏡写真であり、白矢印で囲まれた部分が腫瘍の肛門側辺縁である。ほぼ中央部がかろうじて残っている管腔構造である。

　開腹による大きなメリットは領域全体を見ることができる点である。図5は盲腸・上行結腸が後腹膜から、横行結腸の右側と大網も胃結腸間膜から遊離され、回結腸動静脈と中結腸動脈の右枝も根部から結紮切離されており、切除範囲が腹腔外へ引き出されている。

　当科では、自動縫合器のカートリッジ数を減らすために、機能的端端吻合は腫瘍部腸管を先に縫合切離せずに最初の自動縫合を回腸横行結腸間で行う（図6）。

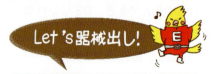

Let's器械出し！

手術の流れを覚えよう

　基本はやはり手術全体の流れを覚えておくことである。それが自信となり器械出しがスムーズにいくかどうかにつながっていく。

　腹腔鏡下手術と開腹手術の大きな違いは、腸管遊離を先行するか、腸間膜（血管）処理を先行するかである。開腹手術はまず外側アプロー

チといって腸管を周囲組織から外して、次に腸間膜を後腹膜から遊離して血管処理（リンパ節郭清）をする。

開腹・閉腹を省略するが、大まかな流れは①「場」を作る（結腸の前には小腸が存在するので、ひも付きガーゼ大などで小腸を圧排する）。②大腸を盲腸部から（施設によっては横行結腸から）、周囲組織や後腹膜から遊離する。③回結腸動脈根部、surgical trunk部、中結腸動脈根部の郭清と右枝を結紮切離する。④手縫いの場合は回腸と横行結腸の切離後に吻合、器械による機能的端端吻合の場合は自動縫合器の数回使用により吻合する。⑤必要に応じてドレーン挿入、となる。

当科では、腸管の遊離までは術者は患者左側に立ち、血管処理時には右側に立つ。腸管剝離時は左側に立つほうが視野もよく操作が容易である。

各手技のポイント

①「場」を作る

開腹創の感染予防のためにウンドリトラクターを使用することがあるので、前もって2種類ほど（LかXLサイズ）を用意しておき、実際に術者に見せながらどちらかを出す。肥満で小腸の腸間膜脂肪が多い患者は「場」が取りづらく、ひも付きガーゼ大だけでは足りない場合のことを考えて、追加のひも付きガーゼを用意しておく。また第二助手がいる場合は腸ベラで圧排することもある。

②周囲組織や後腹膜から大腸を遊離

特に肝弯曲部付近の遊離は、電気メスだけでは後々軽度の出血がみられ止血作業に時間をとられるので、当科では開腹仕様の超音波凝固切開装置である振動部の短いソノサージ（オリンパス）を用いている。この際、術者左手はドベーキー鑷子や腸鑷子を用い、ときにケリー鉗子で組織をすくう。

③郭清と右枝の結紮切離

surgical trunk前面は出血が少ないが、動脈周囲は易出血性であり、郭清時はやはりソノサージやバイポーラのパワースター®シザースなどを用いる。

④吻合

吻合は術者の好みであり、事前に手縫い吻合か機能的端端吻合かを術者に聞いておくとよい。

⑤ドレーン挿入

結腸右半切除術においてドレーンは挿入しないことも多いが、最近は19Frの閉鎖式ドレーンがよく使用される。どの種類のドレーンを入れるかも前もって術者に聞いておくことの1つである。

最近は腹腔鏡下手術が普及しており、腹腔鏡手術からのコンバート（術式変更）が常に考えられるので、施設の状況が許せば開腹移行への器械準備をしておくとよい。特に緊急を要する出血時の対応では開腹手術用の吸引鉗子と接続するチューブを出すのが最優先である。また血管縫合用の非吸収性モノフィラメント糸の用意も必要である。

オペナース"イイトコ取り"
本当に手術に必要な解剖図

●林 成興
日本大学医学部消化器外科 准教授

⑧ 腹腔鏡下結腸右半切除術

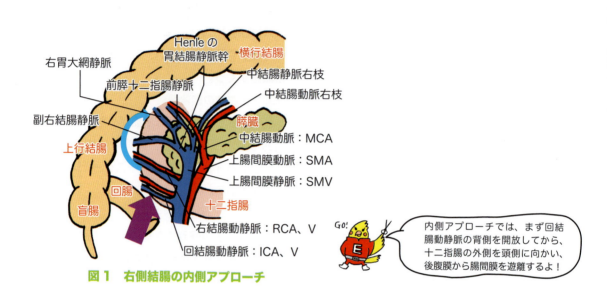

図1 右側結腸の内側アプローチ

内側アプローチでは、まず回結腸動静脈の背側を開放してから、十二指腸の外側を頭側に向かい、後腹膜から腸間膜を遊離するよ！

内側アプローチの流れ

図1は内側アプローチの模式図であり、回結腸動静脈の背側を開放（➡）、十二指腸の外側を頭側に向かい（➡）、後腹膜から腸間膜の遊離を行う。ついで回結腸動静脈をクリッピング、右結腸動静脈が存在した場合はクリッピング、上腸間膜動静脈前面を頭側に処理し、中結腸動脈の根部温存しながら郭清し、左右の分岐部で右枝をクリッピングする。surgical trunkに沿って静脈を明らかにして、Henleの胃結腸静脈幹を確認し、副右結腸静脈と右胃大網静脈を確認する。

胃結腸間膜側からの剥離

ついで頭高位として胃と横行結腸の間を開放し、盲嚢腔へ達しそのまま右側に進んで胃結腸間膜を分離しつつ（頭側アプローチ）内側アプローチと交通させ、そのまま肝弯曲部から上行結腸の外側、盲腸、回腸末端部を後腹膜からソノサージで遊離する（図2）。

結腸間膜側からの郭清および切離

副右結腸静脈は引き抜き損傷しやすく、Henleの静脈幹近傍の静脈は術者にとってこの手術の鬼門であるので、術中の戦友である手術室看護師にも覚えておいてほしい。右側腸管全体の遊離後、正中創を広げ腸管と腸間膜を引き出して、腸管を切離し吻合する。図3は結腸右半切除術における血管クリッピング、リンパ節郭清領域と切離腸管部である。

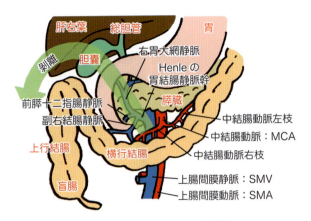

図2 胃結腸間膜側からの剝離

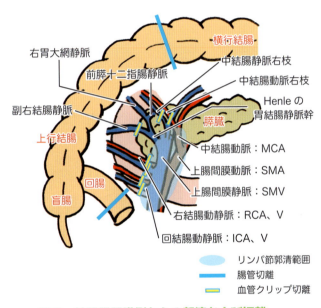

図3 結腸腸間膜側からの郭清および切離

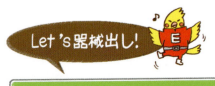

トロッカーの準備

まずは術前に、術者にトロッカーの本数（12mmが何本、5mmが何本必要なのか）を確認しておく。通常は10mmスコープを使用するので開腹用12mmブラントポートと、ガーゼなどの出し入れや自動縫合器を挿入する術者右手用の12mmポートが必要である。その他は術者左手と助手の両手用の5mmポートが3セットの計5カ所トロッカーポートが必要であるが、やせている症例ではトロッカーの数を

照らし合わせてみよう！
― 術野や他の画像ではこう見えている！ ―

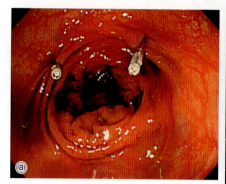

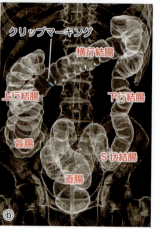

図4　内視鏡による術前マーキングとクリッピング後のCTコロノグラフィー

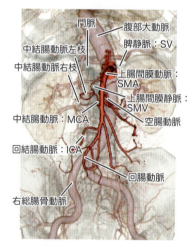

図5　3DCTによる上腸間膜動脈と主な血管

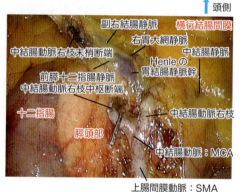

図6　腹腔鏡下結腸右半切除：中結腸動脈周囲血管

　図4は横行結腸肝弯曲部からの早期癌症例で、術前クリップと点墨の内視鏡写真（ⓐ）とその直後に撮影したCTコロノグラフィー（ⓑ）である。注腸造影検査よりもクリップの位置が把握しやすい。
　術前に3DCTにて上腸間膜動脈（赤色部）を描出し、回結腸動脈と中結腸動脈とその分岐を把握する（図5）。この症例は右結腸動脈が欠損している。
　回結腸動静脈処理後に中結腸動脈周囲を郭清し、中結腸動脈右枝をクリッピングした（図6）。その背側にHenleの胃結腸静脈幹とその分枝である副右結腸静脈と右胃大網静脈が見える。わずかに中結腸静脈も透見できる。

減らす場合もあるので、早まって多く出さないように注意する。

各手技のポイント

①アプローチと体位の確認

本手術手技は最初のアプローチが施設によって異なる。回結腸動静脈から処理を開始して頭側に向かい中結腸の根部を郭清した後に、胃結腸間膜付近を処理する方法と、その逆の方法がある。それによって、同じ左下斜位であるが、回結腸動静脈からのアプローチ（内側アプローチ）であれば軽度の頭低位で開始、胃結腸間膜から開始（頭側アプローチ）であれば頭高位から開始となる。すなわち体位変換の段階でどのアプローチから開始するかを知ることができる。なお前項では内側アプローチ先行の順番で解説した。

②腹腔内操作時のポイント

腹腔鏡大腸手術においての器械出しのポイントは、腸管が腹腔外に出るまでは、いかに鉗子やエネルギーデバイス、吸引管をすばやく渡すかということに尽きる。鉗子は把持と剥離に分かれており、剥離についてはソノサージなどの超音波凝固切開装置で代用されることも多い。

当科では腸管および腸間膜把持はドベーキー鉗子、クリンチ、有窓把持鉗子を用いている。血管周囲のリンパ節郭清時にはクローチェオルミ把持鉗子で把持している。

術者右手はエネルギーデバイスであるヘラ型（スパチュラ）電気メス、超音波凝固切開装置（ソノサージなど）かメリーランド鉗子による剥離が主体となる。当科では内側アプローチは電気メスを使用し、腸間膜脂肪の切離、リンパ節郭清、大網処理は主にソノサージを使用している。

③腹腔外での腸管切離と吻合時のポイント

腸管をループ状に引き出した後は腸管切離と吻合であるが、術者により手縫い吻合と器械吻合がある。腹腔鏡下手術での時間短縮を考えると器械吻合が、医療コストやゴミ問題を考えると手縫いが有利である。

器械吻合は機能的端端吻合ともよばれ、通常リニアステープラーが用いられる。当科では信頼性と術後出血の軽減を期待し腹腔鏡用の3列自動縫合器を使用する。パワードエシェロンやシグニア™などが最新のものとしてあるが、いずれも器械の扱いに熟知していなければならない。業者に何度も説明会を開いてもらい、看護師間の知識の共有も必要である。

オペナース"イイトコ取り"
本当に手術に必要な解剖図

林 成興
日本大学医学部消化器外科 准教授

⑨ 開腹による低位前方切除術

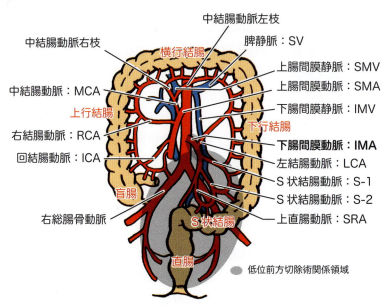

図1　低位前方切除術の関係領域

低位前方切除術の関係領域

　低位前方切除術はRa(rectum above peritoneum)である直腸上部、Rb(rectum below peritoneum)である直腸下部に腫瘍が存在した場合に行う肛門温存の直腸切除術である。peritoneumは腹膜反転部を指し、低位という意味は吻合部が腹膜反転部よりも肛門側に存在した場合をいう。ちなみに、高位は反転部より口側に吻合部が位置するもので、直腸S状部(RS)に癌が存在する場合のみである。Raは反転部直上なので、吻合部はおのずと反転部より肛門側に位置する。

　低位前方切除術(low anterior resection、通称ローアンテ)の関係領域を図1に示している。S状結腸の一部から直腸下部までと、下腸間膜動脈(IMA)を切離するが、S状結腸の切離部位も直腸の切離部位も切離する血管も、症例により異なる。なお当科ではIMA根部は郭清し、IMA根部と左結腸動脈の温存を基本としている。

　直腸はS状結腸からRS、Ra、Rb、Pに分けられる(図2)。RSは岬角（第5腰椎と仙椎間の構成角）から第2仙椎下縁まで、Raは第2仙椎下縁から腹膜反転部（第2直腸ヒダ）まで、Rbは腹膜反転部から恥骨直腸筋付着部

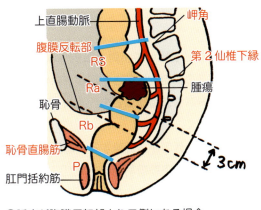
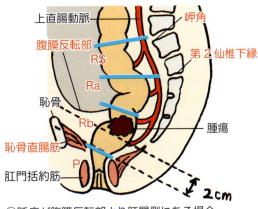

ⓐ 腫瘍が腹膜反転部より口側にある場合　　ⓑ 腫瘍が腹膜反転部より肛門側にある場合

図2　直腸切除範囲の原則

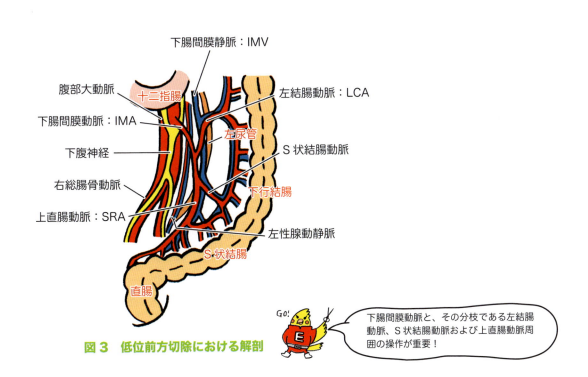

図3　低位前方切除における解剖

下腸間膜動脈と、その分枝である左結腸動脈、S状結腸動脈および上直腸動脈周囲の操作が重要!

上縁の位置までで、Pはそこより下の肛門管である（図2）。

低位前方切除術の切除範囲

　図2は直腸進行癌における直腸肛門側の切除範囲である。図2-ⓐのごとく腫瘍が反転部より口側にある場合は、腫瘍下縁より3cmの部位までの腸管および腸間膜を切除する。それに対して、腫瘍が腹膜反転部より肛門側にある場合は2cmの部位までの切除となる（図2-ⓑ）。恥骨直腸筋付着部上縁近くでは腸間膜脂肪をすべて切除することになり、これをTME（total mesorectal excision：全直腸間膜切除）という。

低位前方切除術における周囲血管・神経の解剖

　低位前方切除術における上方向の重要血管は、腹部大動脈から出る下腸間膜動脈とその分枝である左結腸動脈、S状結腸動脈および上直腸動脈である（図3）。特にD3郭清時には下腸間膜動脈周囲の郭清と左結腸動脈の温存の有無、直腸遊離時には下腹神経や骨盤神経の温存がポイントである。欧米とは違い、日本では術前に有意な側方リンパ節腫大がある場合は側方リンパ節郭清を施行する施設が多いと思われるが、誌面の都合上、詳細は成書に譲りたい。

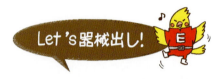
Let's器械出し！

手術の流れを覚えよう

　腹腔鏡下手術と比較し、器械出し看護師の役割は格段に大きい。読者のなかには腹腔鏡下手術は鉗子を渡していれば手術が進行していくので、開腹手術のほうがやりがいがあると思っている人もいるだろう。まさしくそのとおりで、外科医も開腹手術は、器械出し看護師の技量が大きく手術の進行を左右すると感じている。手術の流れを知っていることと周到な準備が必要である。

各手技のポイント

①腸管と周囲血管の遊離、リンパ節郭清

　結腸右半切除術と同様に、開腹手術は腸管を後腹膜から遊離することから始まる。
　開腹後、「場」を作る。オクトパスやひも付きガーゼなどを用いて小腸を頭側へ収納する。オクトパスの固定鉤は長さや形がさまざまであり、オクトパス装着後にどの固定鉤を使用するか術者に聞く。
　S状結腸を外側から遊離する。電気メスにより鋭的に後腹膜下筋膜前面の層で直腸方向と内側中枢方向に剥離する。この際、深いところを操作するときに長い柄の電気メスが必要となるので用意しておく。
　下腸間膜動脈根部のD3リンパ節郭清を行う。これに伴いS状結腸動脈、上直腸動脈、下腸間膜静脈の結紮切離が必要である。すなわちケリー鉗子、ケリー糸、メッツェンバウムで血管の切離、そして腸間膜切離はソノサージを使用している。ソノサージは開腹用の振動子の短いタイプのものを用いる。
　直腸の遊離は術者の手が入ると助手でも操作部は見えず、いわんや器械出し看護師にはほとんど見えない。仙骨前面からの後壁剥離、精嚢や前立腺からの前壁剥離、側方靱帯からの切離が必要であり、電気メス、ソノサージ、ケリー鉗子、ケリー糸、メッツェンバウムなどが必要である。ケリー鉗子、ケリー糸、メッツェンバウムの組み合わせの場合、血管の両側をそれぞれ結紮するので、2回分の準備をしておく。骨盤腔が深い症例もあり結紮糸は通常よりも長いものも準備しておく。

②直腸切離と吻合

　直腸切離の前に直腸洗浄の必要があり、直角鉗子で腫瘍の近くを閉鎖しその肛門側を外回りの医師が洗浄するので、直腸操作に入ったら洗浄の用意をしておく。直腸切離は腹腔鏡手術でも使用する3列ステープラーの自動縫合器か2列のTA™ステープラーを使用している。

照らし合わせてみよう！
―― 術野や他の画像ではこう見えている！ ――

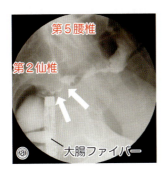
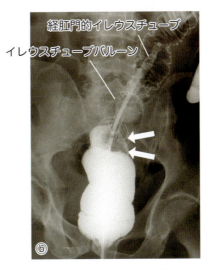

図4　直腸癌狭窄に対する経肛門的イレウスチューブ

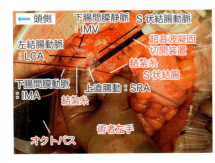
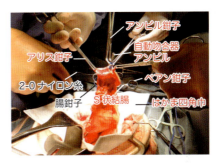

図5　開腹低位前方切除術：
　　　下腸間膜動脈周囲D3郭清

図6　低位前方切除術におけるS状結腸
　　　への自動吻合器アンビル挿入

　RaにかかるRS癌を直腸全周性に認め大腸癌イレウスの状態で来院し、内視鏡下に腫瘍を確認し生検後造影を施行した（図4ⓐ）。経肛門的イレウスチューブを挿入し減圧処置を行った（図4ⓑ）。これにより一時的人工肛門の造設を回避できた。
　図5は開腹低位前方切除術における下腸間膜動脈周囲のD3郭清である。当科ではほぼ全例左結腸動脈を温存しており、写真は左結腸動脈からS状結腸動脈が分枝するタイプの上直腸動脈切離である。
　直腸切離後、腫瘍存在腸管を切離し、自動吻合器のアンビルをS状結腸に装着する（図6）。大腸開放により開腹では開創が大きく、容易に腸内容がたれ込むので腸鉗子で口側を閉鎖し、はかま四角巾で腸管周囲を被うことにより汚染防止を図る。

切離後は前項で述べた腫瘍腸管切除と自動吻合器のアンビル挿入である。PSI（巾着縫合器）と直針の 2-0 ナイロン糸を用意しておく。

　側方郭清を行う症例については事前に術者から聞いておく必要がある。使用する器具やエネルギーデバイスは施設によって違うので確認しておく。

　吻合は外回りの医師に自動吻合器の本体を渡す。術野では「場」作りが必要なので、膀胱圧排鈎や腸ベラを使用する。

　吻合後は骨盤内と腹腔内洗浄後にドレーンを挿入する。小骨盤腔に 10mm デュープルドレーンを挿入し閉腹する。

●林 成興
日本大学医学部消化器外科　准教授

⑩ 腹腔鏡下低位前方切除術

内側アプローチで、腸間膜の切開・遊離をして郭清や血管処理が終わったら、外側アプローチでは、S状結腸と下行結腸の一部を遊離するよ！

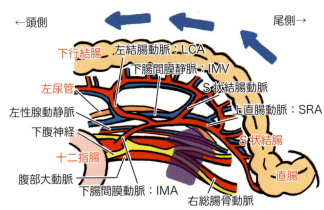

図1　腹腔鏡下低位前方切除における内側アプローチと外側アプローチ

内側アプローチと外側アプローチ

図1は腸間膜脂肪を除いた本手技最初のアプローチに関係する血管、神経、尿管および腸管の模式図である。実際には頭低位で右下斜位の体位をとり、小腸を右上腹部へ移動させた後に助手がS状結腸と直腸の腸間膜をマタドール（闘牛士の赤い布）のように広げて腹腔鏡の「場」を作る。

まずは内側アプローチ（←）で、右総腸骨動脈の上縁からヘラ型電気メスで腸間膜を切開することから始まり、上直腸動脈の下縁から後腹膜下筋膜の前面で外側方向に腸間膜を遊離する。尿管や性腺動静脈は背側に見る状態である。

郭清や血管処理後に外側アプローチ（←）で、S状結腸と下行結腸の一部を遊離する。

切除範囲とリンパ節郭清

上方向のD3リンパ節郭清は下腸間膜動脈を根部で切離する施設もあるが、当科では左結腸動脈を温存して根部周囲のリンパ節郭清を行い、上直腸動脈、S状結腸動脈、下腸間膜静脈をクリップして切離する。血管切離と下行結腸とS状結腸および同部の腸間膜遊離後は、直腸の遊離に移行する（図2）。

下部直腸の切離

図3は男性の骨盤側面図である。後壁は直

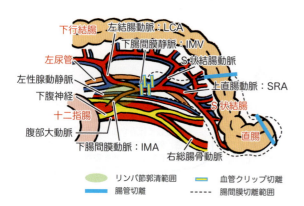

図2 低位前方切除における切離範囲とリンパ節253番郭清

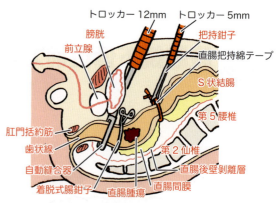

図3 下部直腸切離（男性：骨盤側面）

腸固有筋膜を破壊しないように、後腹膜下筋膜の連続である尿管下腹神経筋膜の前面で剥離する。前壁は膀胱、精嚢（図3では正中の断面なので記載はないが、前立腺の左右で膀胱との間に存在する）との剥離、左右壁は側方靱帯からの切離が必要である。

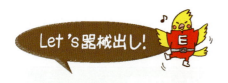

術前の準備物品

術前にトロッカーの種類と本数を術者に確認する。低位前方切除術の場合はスコープ用12mmブラントポート1本、12mmポート1本、5mmポート3本が一般的である。腹腔内操作中の器械出し看護のポイントは、術者の希望する鉗子、エネルギーデバイスや吸引管をいかにすばやく渡すかである。出血が始まったら吸引管を渡すのは当然であるが、各場面で術者がどの鉗子とエネルギーデバイスをよく使う

のかを知っておく必要がある。

各手技のポイント

①小腸の移動と内側アプローチ

最初の小腸の右上腹部・右側腹部への移動の善し悪しが、その後のすべての操作を左右する。術者にドベーキー鉗子を2本渡す。肥満で腸間膜脂肪が厚い症例では、エンドラクター®や開腹用ガーゼを用いて小腸の「場」への移動を防御する。

ついで内側アプローチであるが、術者は左手に把持鉗子を、右手にはエネルギーデバイスを持っている。把持鉗子は施設や術者によって異なるが、筆者はやや弯曲して把持力のあるクローチェオルミを好んで使用している。エネルギーデバイスもそうであるが、当科ではヘラ型電気メスで、腸間膜の切開と後腹膜下筋膜の前面の剥離を行い、後腹膜と交通する小血管も凝固切離が可能である。エネルギーデバイスについては、膜の切開には電気メスを、脂肪組織の切離にはソノサージなどの超音波凝固切開装置

照らし合わせてみよう！
術野や他の画像ではこう見えている！

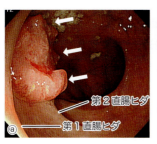
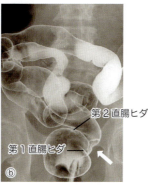
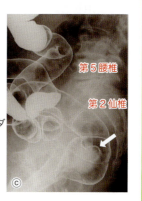

図4 下部直腸（Rb）進行癌の内視鏡像と注腸造影の所見

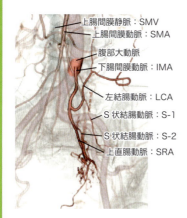

図5 3DCTによる下腸間膜動脈と主な血管

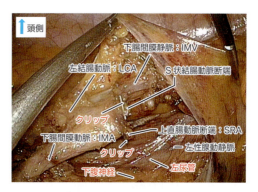

図6 腹腔鏡下低位前方切除術：下腸間膜動脈周囲D3郭清

　図4はRb（下部直腸）左壁に存在する2型進行癌の内視鏡写真（ⓐ）と注腸造影写真（ⓑⓒ）である。注腸では術前の大腸全体を客観的に見ることができ、場所や深達度の情報が術式を左右する。この症例は第2直腸ヒダ（middle Houston's valve：この位置が腹膜反転部とされる）より肛門側にあるのでRb癌の診断となる。また注腸所見で弧状変形といわれる壁変化をきたしているので、深達度はT1b(SM深部)もしくはT2(MP)となり、低位前方切除術の適応となる。

　図5のように術前の3DCTで本手術に関係する下腸間膜動脈（赤色）を描出し、左結腸動脈の分岐の位置、S状結腸動脈や上直腸動脈の分岐の状態を知ることができる。骨盤内で血管が集族している部位が腫瘍である（図5）。

　図6の症例は、内側アプローチで腸間膜を遊離した後、253番（下腸間膜動脈周囲）リンパ節郭清は済んでいる。左結腸動脈を温存、S状結腸動脈と上直腸動脈をクリッピングし切離した写真（図6）である。次に下腸間膜静脈の処理を行う。

1章 手術編 消化器外科（一般外科）

やリガシュア™メリーランドなどのシーリングシステムを使用する。

②直腸周囲の処理と、直腸切離

　下腸間膜動脈周囲は、リンパ節の入っている脂肪組織の切離と血管の処理を行う。クリップは各社さまざまなものがあるのでこれも術前に使用するものを確認したい。直腸周囲については剥離が主体なので電気メスを使用するが、神経血管束周りや前立腺周りから思わぬ出血をきたすことがある。このようなときにオリンパス社のボタン電極付き送水吸引管によるソフト凝固は非常に有用である。

　図3のごとく腸管の把持は綿テープを使用し、助手の左手鉗子で頭側に牽引し、着脱式腸鉗子で直腸を閉鎖後に洗浄する。そして自動縫合器を右下のトロッカーより挿入し、1～2回のファイヤーで切離する。パワーエシェロンフレックス（エチコン社）は60mmのカートリッジで、色は通常グリーンかゴールドである。シグニアやエンドGIA™トライステープル™（メドトロニック社）は60mm、45mm、30mmで、色は通常パープルかキャメルである。1回の切離が理想であるが、2回目が必要な場合もあるので、1回目に使用した同色カートリッジの長さをすぐに術者に確認する。

③腫瘍腸管の切離

　直腸切離後は着脱式腸鉗子を回収して気腹を一時終了、下腹部を小切開しウーンドリトラクターSを装着して腸管を引き出す。ついで開腹と同様に腫瘍腸管を切離してアンビルを装着する。最近25mmの小径自動吻合器を使用する施設もあるので、開腹し腸管の処置をしているタイミングで吻合器のサイズを聞いておく。

　側方郭清施行時には使用するエネルギーデバイスは各施設でさまざまである。リガシュア™などのデバイスを追加で使用する場合があるので、これも術前から側方郭清の予定を聞いておくとよい。

④吻合・閉腹

　再度気腹して吻合するが、これも吻合の「場」を作るので術者、助手ともに各種鉗子が必要である。洗浄後に吻合器の軸出しを行いアンビルと装着するが、専用鉗子のない場合はクリンチが把持しやすい。吻合後はドレーンを挿入し大網を下腹部まで下ろす。その後トロッカーを抜去し閉腹して手術が終了する。

引用・参考文献

1) 武藤徹一郎．大腸癌取扱い規約．第7版．大腸癌研究会，東京，金原出版，2006，50．
2) 杉原健一．大腸癌取扱い規約．第8版．大腸癌研究会，東京，金原出版，2013，7-37．
3) 谷川允彦．腹腔鏡下大腸手術の最前線．奥田準二ほか編．大阪，永井書店，2002，35-53．

第2章
整形外科

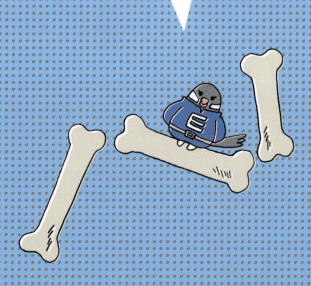

まずはここを知る！解剖図

1 脊椎

●高橋洋平
藤田保健衛生大学病院脊椎・脊髄科　講師

頸椎と腰椎は前方に、胸椎は後方に弯曲しているね！

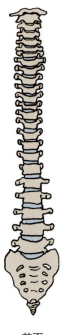
前面

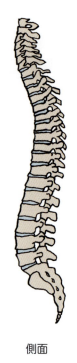
側面

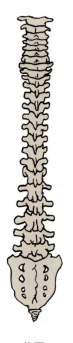
後面

頸椎

胸椎

腰椎

仙椎

尾椎

図1　脊椎

頸椎は7個、胸椎は12個、腰椎は5個からなるよ！

脊椎の構成

脊椎は頸椎7個、胸椎12個、腰椎5個と、仙椎5個が癒合した仙骨、および3〜5個の尾椎が癒合した尾骨からなる。脊椎の部位は英語の頭文字から頸椎（Cervical spine）はC、胸椎（Thoracic spine）はT、腰椎（Lumber spine）はL、仙椎（Sacral spine）はSと略し、第5胸椎ならT5と記載する。

脊椎は体の正面から見るとまっすぐで、側方から見ると頸椎、腰椎は前方凸の弯曲（前弯）、胸椎は後方凸の弯曲（後弯）を呈している（図1）。脊椎は体幹を支持する役目があり、脊椎の弯曲は人類が2足歩行の進化の過程で生じたものであるが、加齢に伴い脊椎が正面から見て横に曲がったり（側弯）、側面から見て前方

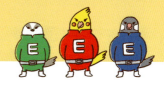

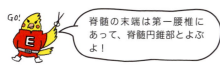

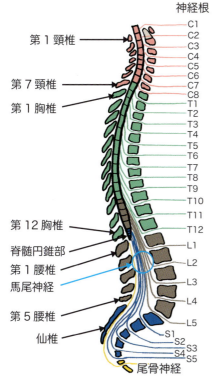

図2　脊髄、馬尾神経、神経根

図3　脊柱の構成要素（椎骨、靱帯、椎間板、椎間関節）

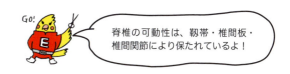

に曲がる（頸椎、腰椎の前弯の消失）と、体幹の支持性が失われることで、歩行が困難になることがある。

脊椎は支持性に加え、脊柱管内に存在する脊髄、馬尾神経を保護する役目がある。成人では脊髄の末端はL1付近に存在し脊髄円錐部とよび、それ以下では細く枝分かれした馬尾神経となる。

脊柱管内の神経

脊髄より分岐した神経は左右に頸椎に8対（頭部〜上肢に分岐）、胸椎に12対（体幹に分岐）、腰椎・仙椎に5対（下肢に分岐）、尾骨に1対（痕跡的）の神経根となり末梢へ走行していく（図2）。加齢に伴い靱帯の肥厚や骨化、椎間板ヘルニア、椎間関節の変形などにより、保護するべき神経が圧迫されるようになる。

脊柱の構成要素

さらに脊椎は、靱帯（前縦靱帯、後縦靱帯、黄色靱帯、棘間靱帯、棘上靱帯）、椎間板、椎間関節により隣接する上下の椎骨が連結することで可動性を有する（図3）。

まずはここを知る！解剖図

❷ 頸椎（前面・後面・横断面）

●山根淳一
独立行政法人国立病院機構村山医療センター
整形外科 医長

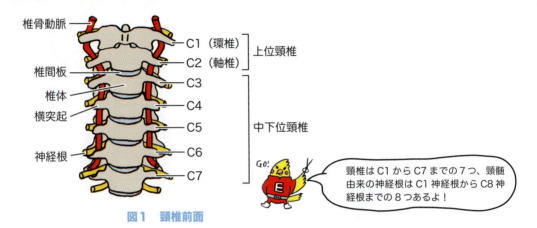

図1　頸椎前面

頸椎はC1からC7までの7つ、頸髄由来の神経根はC1神経根からC8神経根までの8つあるよ！

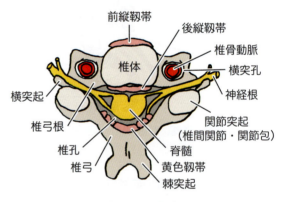

図2　頸椎後面

図3　頸椎横断面

　頸椎は脊椎のなかで最も頭側にある7つの椎骨が連なってできた構造体であり、その働きは頸部の支持性、可動性を担うとともに、脊髄という神経組織を保護する入れ物の役割をもっている。

　それぞれの椎骨は頭側より第1頸椎（C1）から第7頸椎（C7）までの名称がついている（図1）。C1、C2はその特徴的な形態より環椎（C1）、軸椎（C2）という別名があり、合わせて上位頸椎とよばれる。C3以下はその基本的な形態はほぼ一様であり、中下位頸椎とよばれる。

前面（図1）

　頸椎を前方より見ると、椎骨の前方中央に位置し荷重の多くを支える椎体があり、C2以下のそれぞれの椎体どうしを椎間板とよばれる軟骨組織で連結している。またC1からC6まで

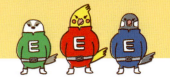

の椎骨の左右に存在する横突孔の中を椎骨動脈（vertebral artery；VA）が走行している。椎骨動脈は左右の鎖骨下動脈より由来し、頭蓋内で合流し脳底動脈となる。

それぞれ隣接する椎骨の間の前外方には椎間孔という隙間があり、脊髄より神経根が分岐する。後頭骨〜C1間よりC1神経根が分岐し、C1〜2間よりC2神経根、C6〜7間よりC7神経根、C7〜T1（第1胸椎）間よりC8神経根が分岐する。以上のように頸髄由来の神経根はC1〜8までの8本あり、大きく分けるとC1〜4は後頭部から肩甲帯の感覚、C5〜8までは上肢の運動や感覚を司っている。

後面（図2）

頸椎を後面より見ると、C1は後弓といわれる細い骨性成分と、その中央に後結節といわれるわずかな突起を認めるのみである。C2以下は椎骨の後方成分である椎弓と、椎弓中央で後方に突出している棘突起が認められる。棘突起はC2、C7で大きく、C2棘突起には頸椎の支持性と後屈の可動性を司る深層伸筋群のなかでも大きな筋肉が付着しており、頸椎の安定性、可動性に重要な働きをもっている。またC7棘突起には肩甲帯、背部の筋肉が付着している。

椎弓の左右の外側は椎間関節といわれる関節が関節包で覆われており、上下の椎骨どうしを連結している。よってC2以下の頸椎それぞれの椎骨は、前方要素である椎間板と後方要素である左右の椎間関節の3点にて上下が連結されていることとなる。

椎弓の腹側は脊柱管といわれる骨性のトンネルがあり、脊髄を包んでいる硬膜管が通っている。C2以下の椎弓間の腹側は黄色靱帯といわれる靱帯成分で連結されており、椎弓もほとんど隙間なく覆われているため、背側より硬膜管を見ることはできない。後頭骨〜C1の間とC1〜2の間はそれぞれ後頭環椎間膜、環椎軸椎間膜といわれる膜性成分で覆われ、後頭骨、C1後弓、C2椎弓のスペースは比較的大きい。

横断面（図3）

頸椎の横断面を見ると、前方の楕円形の椎体と後方の弓状の椎弓が連なり、椎体と椎弓は椎弓根でつながれている。また後方部には椎間関節を形成する上下の関節突起や横突起、後方に突出する棘突起が存在する。椎体と椎弓に囲まれた中央の孔のことを椎孔とよび、複数の椎孔が頭尾側に並ぶことによって脊柱管という脊髄を保護するための骨性トンネルを形成する。

脊柱管内で保護されている神経組織は脊髄とよばれ、頭蓋内の脳より連続した中枢神経の一種である。脊髄周囲は髄液という液体で満たされた硬膜で覆われ硬膜管を形成し、さらに硬膜管の周囲を骨性の脊柱管で覆うことで脊髄は幾重にも保護されている。脊髄から各椎間の椎間孔を経て、末梢神経である神経根がそれぞれ分岐している。

椎骨を安定化させる組織として、椎間板、椎間関節以外に、さまざまな靱帯組織が存在する。椎体の前方に頭尾側に縦に走る前縦靱帯、椎体の後方に縦に走る後縦靱帯、椎弓間の腹側に黄色靱帯、棘突起間の棘間・棘上靱帯、関節突起間を包む関節包である。

椎体の外側の横突孔の中を頭尾側に椎骨動脈が走行している。

まずはここを知る！解剖図

③ 胸椎

高橋洋平
藤田保健衛生大学病院脊椎・脊髄科　講師

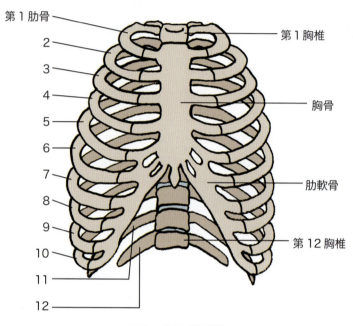

図1　胸郭（前面）

第1〜10肋骨は、肋軟骨と連結しているため胸椎の可動域が狭いけど、第11〜12肋骨は肋軟骨と連結していないから、ほかの胸椎より可動域が広いよ！

胸椎の構成

胸椎は12個の椎骨より成り、その形態は肋骨を有し、胸郭を有する点（図1）、頸椎、腰椎が前弯位なのに対して胸椎は後弯位である点で異なる。

肋骨は胸椎と同様に12個ある。肋骨は後方では椎体と横突起に靱帯を介して連結するが（図2）、前方では第1〜10肋骨は肋軟骨を介して胸骨と連結し胸郭を形成する（図1）。これらは互いに靱帯によって強固に連結されているために力学的に安定し、その可動域は小さい。

一方、第11〜12肋骨は肋軟骨をもたず、前方で胸骨との連結がなく自由端となっているため、同部位の可動域は胸郭を形成する部位と比べて多い。

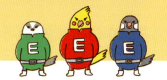

肋骨は後方では、靱帯を介して椎体と横突起に連結しているよ！脊柱管内には脊髄があって、L1付近で馬尾神経に移行するよ！

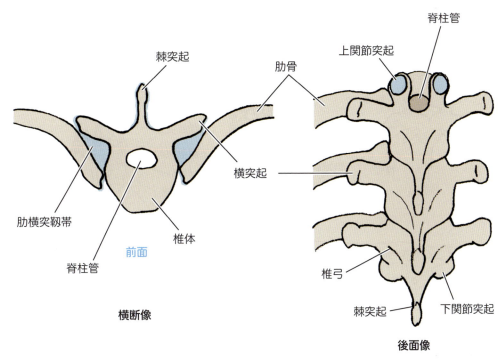

図2　胸椎の横断像、後面像

胸椎に生じやすい疾患

　胸椎は胸郭を有し、その安定性から可動域が頸椎、腰椎と比べて小さく、黄色靱帯の肥厚、椎間板ヘルニアなどの変性疾患は頸椎、腰椎と比べ少ない。一方、黄色靱帯が骨化して脊髄を圧排し神経症状を呈する黄色靱帯骨化症や、転移性脊椎腫瘍、側弯症は胸椎に多い。

　また圧迫骨折などの脊椎損傷は胸腰椎移行部（T10～L2）に多いが、これは脊椎の弯曲が後弯から前弯に変化することに加え、下位胸椎は胸郭の安定性がなくなる部分で力学的ストレスが集中しやすいためである。

まずはここを知る！解剖図

4 腰椎・仙椎（前面・後面・横断面）

●鈴木悟士
慶應義塾大学医学部整形外科学教室　助教

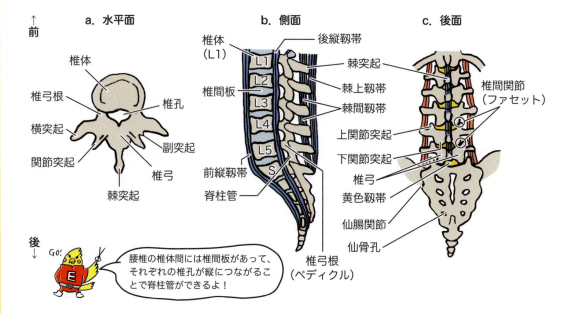

図1　腰椎の解剖

腰椎

　腰椎は5個の椎骨が重なって形成され、中央部には椎孔が存在し、後方要素（棘突起、上関節突起・下関節突起、横突起、副突起、椎弓）と前方要素（椎体）は椎弓根（ペディクル）でつながっている（図1-a）。

　椎体間には椎間板が存在し、後方では椎間関節（ファセット）を介して連結し、周囲は靭帯組織（前縦靭帯、後縦靭帯、黄色靭帯、棘上靭帯、棘間靭帯）で支持されている（図1-b、c）。各椎孔が縦につながり脊柱管（ここが狭くなった病態が腰部脊柱管狭窄症）を形成し（図1-b）、脊柱管内には硬膜に覆われた神経組織（馬尾神経、神経根）が走行する（図2）。

仙椎

　一方、仙椎は5つの仙椎が癒合し、仙腸関節を通して腸骨と結合している。5対の仙骨孔（前・後）が存在し、仙骨神経（S1〜5）が分岐している（図1-c）。L4、L5、S1、S2、S3神経根が合流し、坐骨神経となる。

　腰部の重要な筋肉として、前方には腹直筋、後方には胸腰筋膜に覆われた脊柱起立筋（正中から順に棘筋、最長筋、腸肋筋）が存在する。

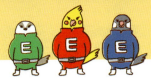

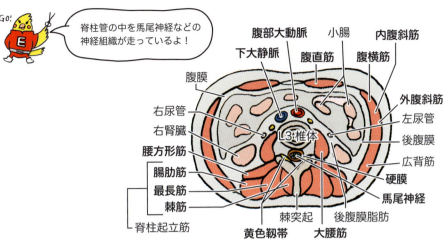

図2 腰椎横断面の解剖

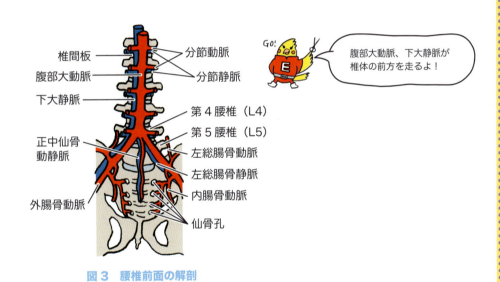

図3 腰椎前面の解剖

側方には外腹斜筋、内腹斜筋、腹横筋の3層の筋群があり、さらに深層に大腰筋、腰方形筋が走行する（図2）。

椎体の前方には腹部大動脈、下大静脈が走行し、各椎体で分節動静脈を分岐し、さらに第4～5腰椎の間で左右の総腸骨動静脈に分かれる（図3）。

引用・参考文献

1) 伊藤達雄編．整形外科手術のための解剖学：脊椎・骨盤．東京，メジカルビュー社，1998，122．
2) 前掲書1）．19．

まずはここを知る！解剖図

❺ 肩関節

●大木 聡
社会福祉法人恩賜財団済生会支部栃木県済生会
宇都宮病院整形外科　医長

腱板は、棘上筋、棘下筋、肩甲下筋、小円筋の腱が合わさって板状になったものだよ！

術中は、三角筋で奥の腱板が隠れて見えないことも多いんだ！

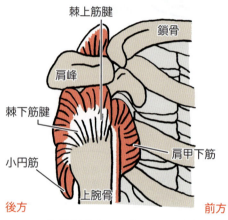

ⓐ 腱板がすべて見えている状態

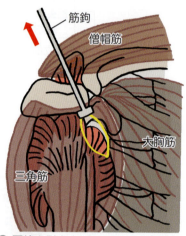

ⓑ 肩峰を引き上げてスペースを確保する筋鉤の挿入例。実際の手術では黄色の狭いスペースから棘上筋・棘下筋を観察する必要がある

図1　肩解剖図を横から見た視野

腱板の位置

　肩の手術で重要なのは腱板である。腱板とは肩甲骨から上腕骨へ到達する棘上筋、棘下筋、肩甲下筋、小円筋の腱が合わさって板状の腱になり、上腕骨に付着する部分である。腱板断裂での縫合や骨折手術での整復、さらに内側の肩関節へと進入する際にこの腱板を扱う必要がある。

　成書の解剖図は図1-ⓐのように腱板がすべて見えているものが多いが、術野では図1-ⓑのように三角筋がこれらを覆っているため、三角筋を切開するか大胸筋の間から進入した後に、三角筋を持ち上げてはっきりと腱板を確認する必要がある。そのため、深めかつ細めの筋鉤を三角筋の下に入れて持ち上げるか、特殊なレトラクターを術野に挿入して三角筋をよけ、なるべく腱板を露出する。

　腱板にアプローチするときは肩峰を持ち上げ、上腕を引き下げることにより腱板を確認することとなる。場合によっては腱板を肩峰の外に引き出す必要があるため、術者によってはここに縫合糸をかけてひっぱり出してくる場合がある。

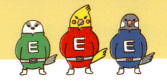

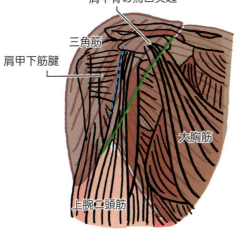

図2　前方からの肩の進入経路

人工肩関節置換術や骨移植を伴う脱臼の手術で用いられる。表層では大胸筋と三角筋の間（緑線）、深層では烏口突起外側（青点線）から進入するため、内側から入った後に外側から入ることになる。そのため、この進入方法でも三角筋を避けることが重要となる。

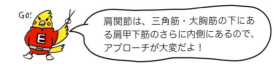

　また、上腕骨頭は内旋・外旋によって確認できる腱板が違うため、上腕がしっかり動きやすい状態になっているか術野の環境を確認する必要がある。

関節内での処置

　関節内での処置は、人工肩関節置換術・肩関節脱臼手術（骨移植を伴う場合）に必要となることが多い。肩関節は三角筋・大胸筋の下にある肩甲下筋のさらに内側に存在している。三角筋と大胸筋の間はやや内側に存在しており、その下層の烏口突起外側の進入路は外側に存在しているため、ここでも三角筋をよける必要がある（図2）。
　腱板が保たれている場合は肩甲下筋を一度切離などで展開して進入することが多い。肩甲下筋を一度切離すると中に引っ張り込まれるため、縫合糸で締結する必要がある。その下には関節包がもう一層存在しており、その内側が肩関節である。上腕骨側はむき出しの状態となるが、肩甲骨の関節面（肩甲窩）は深い位置にあるため上腕をよけないと観察が困難である。そのためリングレトラクターなど特殊な鉤が必要になる。

　肩関節の手術は深い視野での操作が必要であるため、どこの処置をしているかを把握し、鉤の深さ、形状を予測しておくことが重要となる。また同じ構造物にアプローチをするにも鉤の種類も多く術者による好みもあるため術前に必要な特殊鉤や縫合糸は確認しておくと流れがスムーズである。

まずはここを知る！解剖図

6 前腕〜手関節

三戸一晃
藤田保健衛生大学整形外科機能再建学　講師

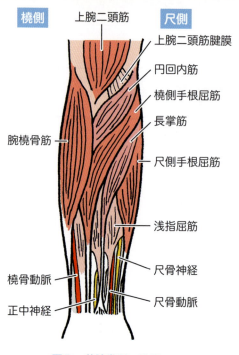

図1　前腕掌側：浅層

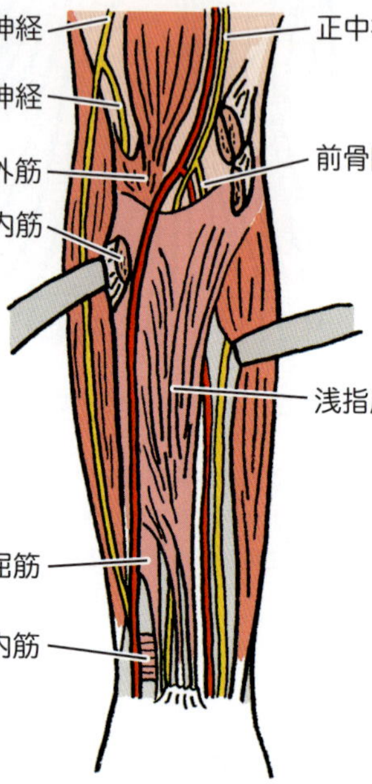

図2　前腕掌側：深層
腕橈骨筋を橈側によけ、円回内筋、橈側手根屈筋、長掌筋を一部切除

前腕掌側

浅層（図1）

　前腕の近位橈側には腕橈骨筋、尺側には円回内筋、橈側手根屈筋、長掌筋、尺側手根屈筋が遠位方向へ順に位置する。

　上腕動脈は、上腕二頭筋腱膜下で橈骨動脈と尺骨動脈に分かれ、それぞれ橈側手根屈筋と尺側手根屈筋に沿って下降する。

深層（図2）

　腕橈骨筋の深部では、近位から回外筋、円回内筋が橈骨に付着している。骨幹中央部で浅指屈筋と長母指屈筋が、同レベルで尺骨からは深指屈筋が起こる。前腕遠位部では、橈骨と尺骨にまたぐように方形回内筋が位置する。

　浅指屈筋は、上腕骨内側上顆からも起こり、橈骨側からの筋との間に浅指屈筋腱弓を形成する。正中神経は、同部近傍で、前骨間神経（運動枝）が分かれる。分岐後は浅指屈筋腱深層正中部を下降し、屈筋腱とともに手関節に達する。

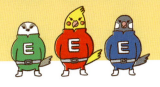

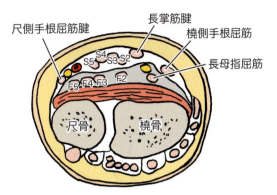

図4　手関節部：前腕遠位レベルの断面図
図3の①での切断面

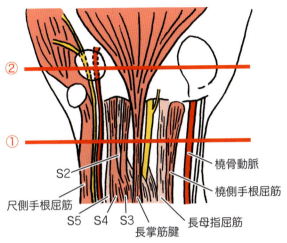

図3　手関節部：掌側

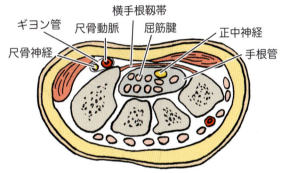

図5　手関節部：手根管レベルの断面図
図3の②での切断面

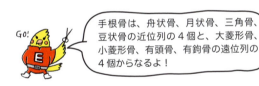

手根骨は、舟状骨、月状骨、三角骨、豆状骨の近位列の4個と、大菱形骨、小菱形骨、有頭骨、有鉤骨の遠位列の4個からなるよ！

橈骨神経は、肘窩で深枝（後骨間神経；主に運動神経）と浅枝に分かれる。前者は回外筋の腱性アーチ部（frohseのアーケード）に入り背側に向かう。浅枝は腕橈骨筋深層を下降し手背に達する。尺骨神経は、尺骨動脈と共に尺側手根屈筋深層を下降し手関節に達する。

手関節部

掌側（図3）・前腕遠位レベルの断面図（図4）

最も浅層には、橈側手根屈筋、長掌筋腱、尺側手根屈筋がある。その深層に橈骨動脈、正中神経と浅指屈筋、尺骨動脈、さらに深層に深指屈筋腱（F）、方形回内筋がある。手関節部で浅指屈筋（S）は、3（中指）と4（環指）は、2（示指）と5（小指）よりも浅く位置している。

手根管レベルの断面図（図5）

手根管は、大菱形骨結節と豆状骨、有鉤骨鉤間にある横手根靭帯と手根骨により形成され、正中神経と9つの屈筋腱が走行する。

尺骨神経管（Guyon管）は、豆状骨と有鉤骨鉤間の靭帯と横手根靭帯の尺側部により形成され、尺骨神経と尺骨動脈が走行する。尺骨神経は同部で、深枝と浅枝に分かれる。

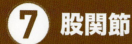

7 股関節

●大矢昭仁
慶應義塾大学医学部整形外科学教室　助教

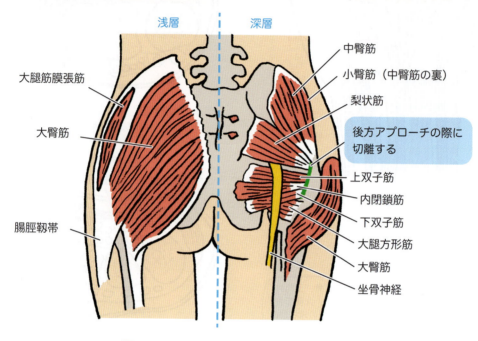

図1　股関節を後方から見たところ

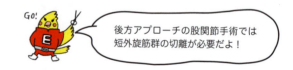

後方アプローチの股関節手術では短外旋筋群の切離が必要だよ！

　股関節は体幹と下肢をつなぐ人体最大の関節で、骨盤側は寛骨臼とよばれ、底が馬蹄型となっており、球形の大腿骨頭とともにボール・ソケット型の関節を形成している。このため股関節はあらゆる方向に大きな可動域をもつ。股関節は周囲を複数の大きな筋肉で覆われることにより安定し、身体の深い所に位置している。

後　方

　股関節を後方から見ると、大臀筋という大きな筋肉に覆われている。その奥には、歩行や片脚立位で重要な役割を果たす中臀筋・小臀筋が存在する。さらに深部では、短外旋筋群とよばれる筋肉が関節を横切るように走行し、大転子に付着している。

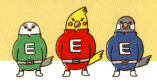

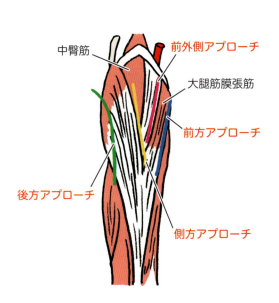

図2　股関節を横から見たところ　　図3　股関節の断面図

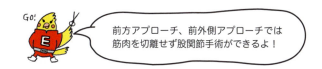

前方アプローチ、前外側アプローチでは筋肉を切離せず股関節手術ができるよ！

したがって後方から股関節にアプローチする場合、一般的にはこれら短外旋筋群を大転子から切離する必要がある（図1）。

前方

股関節の前方は、頭側から尾側に向かって縦方向に走行する筋肉に覆われている。このため前方から股関節にアプローチする場合には、これらの筋間（筋肉と筋肉の間）を進入することで、筋肉を切離することなく股関節にアプローチすることが可能である。前方アプローチは縫工筋と大腿筋膜張筋、前外側アプローチは大腿筋膜張筋と中臀筋の間を進入する（図2、3）。

"最小侵襲人工股関節置換術"は時代とともにその定義も変化しているが、最近では主に筋肉の切離を伴わない前方アプローチや前外側アプローチによる手術を指すことが多い。

まずはここを知る！解剖図

8 膝関節

下沢 寛
社会福祉法人恩賜財団済生会横浜市南部病院整形外科
医長

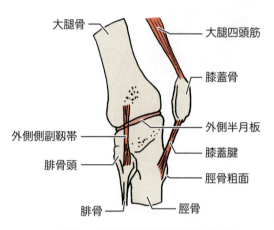

図1　膝関節を外側から見たところ

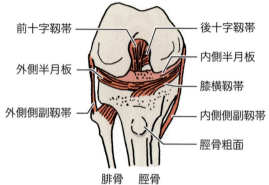

図2　右膝関節を90°屈曲位で正面から見たところ
　　　（膝蓋骨は省略）

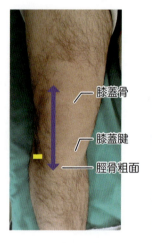

図3　前方アプローチの皮切（紫線）と関節鏡刺入部（黄線）

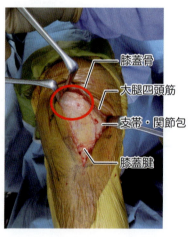

図4　前方アプローチにより皮切したところ

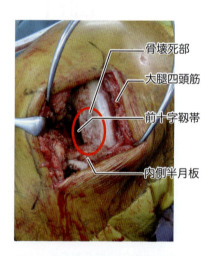

図5　膝蓋骨内側縁を切開し関節内に到達したところ

　膝関節（図1、2）の手術は関節鏡を使用することが多い。今回は膝関節手術で最も使われる前方アプローチと、関節鏡の所見を比較する。
　膝関節は屈曲・伸展すると見えるものがいろいろ変わってくるので、特に関節鏡の手術では「何度くらいの角度でこの構造物が見える」と覚えると理解が深まる。ちなみに膝関節の大事な神経や血管は後方に位置しているため、多く

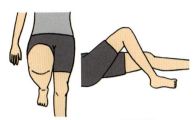
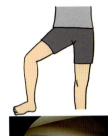
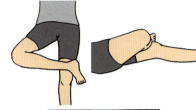

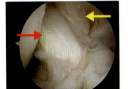
前十字靱帯（赤）と後十字靱帯（黄）が確認できる。

図6　膝関節90°屈曲位

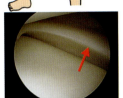
内側半月板が見える。

図7　下腿を外反し膝関節内側を開く肢位

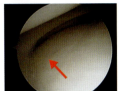
外側半月板が見える。

図8　膝関節外側を開く肢位

の場合出てこない。

　一方、下腿は骨折手術が主だが、髄内釘手術が多く、細かい解剖はあまり必要としないので今回は触れないことにする。

膝関節前方アプローチ

　前方アプローチは人工膝関節置換や骨折の手術で使われる。皮膚の上から骨性に硬く触れる膝蓋骨、脛骨の骨性隆起である脛骨粗面、その2つをつなぐ膝蓋腱を基準に皮切する（図3）。

　皮下には膝蓋骨より近位に大腿四頭筋、遠位は膝蓋腱、内外側は支帯とよばれる強い線維性組織が見られる（図4）。

　関節内にアプローチするには膝蓋骨内側縁を切開し、長軸方向に延長する。近位は大腿四頭筋、遠位は脛骨関節包を切開して関節内に至ることが多い。関節内には内外側の半月板、前十字靱帯などが見られる（図5）。図5は大腿骨壊死のため、大腿骨関節面に骨壊死部が見られる。

膝関節鏡

　一方、関節鏡は膝蓋骨の遠位1cmほど、膝蓋腱外側に接した部分から入れることが多い（図3）。膝蓋腱内側にも皮切を行い、ここからシェーバーなどを入れて処置を行う。

　膝伸展位では膝蓋骨後面が見られ、膝蓋骨内側には内側滑膜ひだ、通称タナを認めることが多い。引っ掛かって炎症を起こすこともあり、関節鏡で切除することがある。

　膝関節を90°に屈曲すると膝蓋骨の裏、大腿骨と脛骨の間に前十字靱帯を認める（図6）。その後方に後十字靱帯が存在するが、滑膜に覆われて見えないことも多い。

　次に、下腿を外側へ押して内側を開くと内側半月板を確認することができる（図7）。この際、膝関節を屈曲・伸展すると見える範囲が変わる。一方、膝関節を屈曲して逆の足の上に乗せ、あぐらをかくような体勢にして外側を開くと外側半月板が見える（図8）。ともに半月板損傷や円盤状半月の手術で使う体勢である。

まずはここを知る！解剖図

⑨ 足関節

小久保哲郎
国家公務員共済組合連合会立川病院整形外科　医長

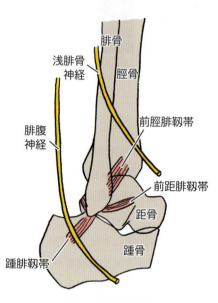

図1　足関節外側

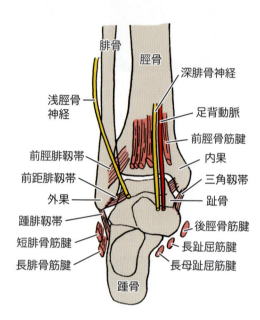

図2　足関節正面

足関節は脛骨、腓骨、距骨からなる安定した関節であるが（図1〜3）、地面に近く関節面が小さいために、骨折や捻挫などが起こりやすい。

脛骨

脛骨は天蓋で荷重の大部分を受けており、転位が大きい骨折は手術適応となる（脛骨下端骨折・plafond（プラフォンド）骨折）。また内果、後果は足関節脱臼骨折で整復固定が必要となる。

腓骨

腓骨は外果骨折で手術となることが多い。また、外果下端には足関節外側靱帯（前距腓靱帯と踵腓靱帯）が付着しており、損傷した場合は靱帯修復・再建術が行われる。最近では手術器具の発達により、関節鏡を用いた靱帯修復・再建術が行われることも多い。

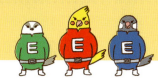

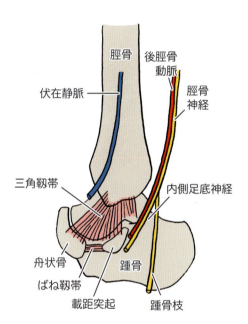

図3　足関節内側

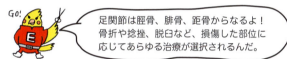

足関節は脛骨、腓骨、距骨からなるよ！骨折や捻挫、脱臼など、損傷した部位に応じてあらゆる治療が選択されるんだ。

　腓骨後方には長・短腓骨筋腱が走行しており、反復性脱臼では腓骨筋腱支帯を腓骨へ縫着する制動術（Das De 法）が行われる。

距骨

　距骨は表面の大部分が軟骨で血流が悪いため、軟骨損傷や無腐性壊死などが起こることがある。軟骨損傷は損傷範囲の大きさによって、鏡視下ドリリングや骨軟骨移植が行われる。距骨壊死では関節固定術や人工距骨置換術の適応となる。

　足関節後方では、距骨後方突起や三角骨が長母指屈筋腱腱鞘炎の原因となり（後方インピンジメント症候群）、近年では腹臥位での鏡視下による骨切除が一般的である。

オペナース"イイトコ取り" 本当に手術に必要な解剖図

① 頸部脊髄症に対する片開き式脊柱管拡大術

辻 収彦
慶應義塾大学医学部整形外科学教室　特任助教

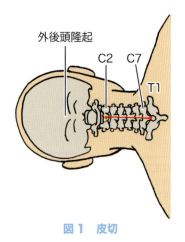

図1 皮切

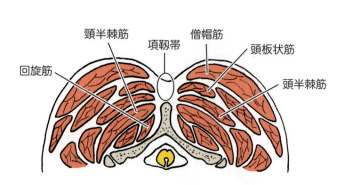

図2 頸椎後方筋群の水平断面図（おおよそC5/6高位）と項靱帯の三次元的解剖

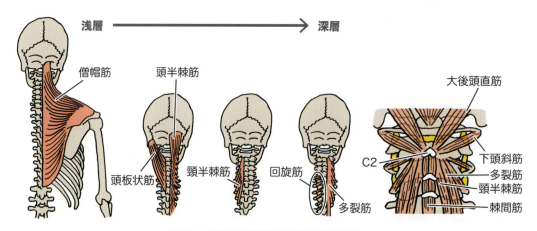

図3 頸椎後方筋群の各筋冠状面断図
浅層から深層を左から順に示す。特にC2棘突起には最多の筋が付着している。

　原則的にC3～C6（+C7上端ドーム型骨切り）の椎弓の拡大を行うことが多く、脊髄圧迫病巣の範囲により、適宜C2椎弓下端・C7椎弓上端のドーム型骨切り、または拡大椎弓数の縮小を行っている。

　本術式（片開き式脊柱管拡大術）では、圧迫病変に左右差が強い場合には圧迫の強いほうを開大側とする。左右差がはっきりしない場合、術者が右利きのときは**左側を開大側**としている。

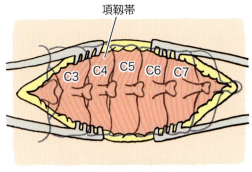

図4 浅層項筋群の展開

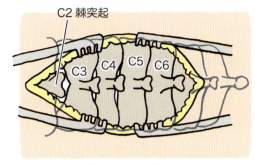

図5 棘突起および椎弓の展開

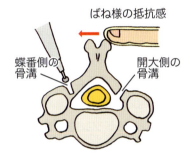

図6 骨溝作成の目安

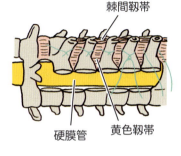
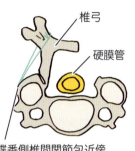

図7 開大椎弓の保持・固定

メイフィールド頭蓋固定器を患者の頭部に設置後、患者を腹臥位とし、コンコルド体位（p.85、図8）をとる。

項靱帯の三次元的解剖と付着する筋肉

皮切（図1）

C3～C7の椎弓拡大の場合、皮切は外後頭隆起のやや尾側に大きく触れるC2棘突起からC7棘突起までとする。

頸椎後方筋群（図2）

項靱帯膜性部に浅層から僧帽筋、頭板状筋、頭半棘筋が付着している。

頸椎後方筋群の各筋冠状面断図（図3）

各筋が層を成して重なっており、おのおのの筋層はさまざまな起始と停止点を有し、各方向へと走行し、柔軟で俊敏な頸椎の動きをつくり出している。

軸椎（C2）は頸椎のなかで最大であり、その棘突起に付着する筋肉の数も頸椎のなかで最多である。頭側から2個（大後頭直筋、下頭斜筋）、尾側から3個（多裂筋、頸半棘筋、棘間筋）、左右で合計10個の筋が付着している。

片開き式脊柱管拡大術の場合、特にC2棘突起尾側に付着する<u>頸半棘筋</u>を損傷しないように留意する。

頸椎棘突起および椎弓（C3～C6）

浅層項筋群の展開（図4）

正中皮切の後、皮下組織を展開し、項靱帯の靱帯性部・膜性部を正中で展開し、棘突起まで達する。その際、必ず項靱帯内での進入を心がける。左右にそれると筋性部からの出血を見る。

また、項靱帯はC6またはC7棘突起上で棘上靱帯へ移行するので、ここから頭側へ向けて展開を進めると正中の靱帯性部からそれることなく展開できる。

棘突起および椎弓の展開（図5）

頭側はC2棘突起最尾側端まで、尾側はC7椎弓の頭側1/2まで、外側は両側の椎間関節内側1/2が露出する程度まで展開する。棘突起および椎弓を展開する際は骨膜下での剥離を心がける。筋層内に入り込むと思わぬ出血を見る。C2棘突起の露出・展開は最小限にとどめ、付着する頸半棘筋を傷めないように留意する。

また、椎間関節部の展開は不要に外側部まで行き過ぎないよう注意する。外側へ行くと分節動脈背側枝からの出血を見ることがあり、骨溝を作成できる最小限の展開を心がける。

骨溝作成～開大椎弓の固定

C3～6の各棘突起先端を切除し短く切りそろえた後、左に開大側、右に蝶番側の骨溝をエアドリルを用いて作成する。骨溝の作成の目安は、開大側は椎間関節内側縁を目印とし、これを骨溝の外縁とする（図6）。エアドリルのバーは粗めのダイヤモンドバー（直径4～5mm）を用いることが多い。術者によって内側の骨皮質までドリルで掘削する場合や、薄刃のケリソンパンチを用いることもある。

開大椎弓上下端の黄色靱帯をケリソンパンチを用いて完全に切離する。

蝶番側の骨溝作成部位は開大側よりやや外側とし、骨溝の幅もやや大きくする。ある程度掘削したところで指や大きめのケリソンパンチを用いて蝶番の抵抗を確認する。ばね様の抵抗感が得られれば適切と考えられる。

蝶番側の椎間関節包に縫合糸を各椎弓ごとにかけ、各椎弓をテコの要領で尾側から慎重に開大し、最後に固定用の糸を棘間靱帯に通し、開大した各椎弓を締結固定する（図7）。

術者によっては開大した椎弓スペースに、椎弓閉鎖を防ぐ目的で人工骨スペーサーや自家骨を挟んだり、近年ではミニプレートを用いることがある。

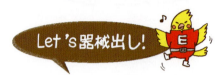

Let's 器械出し！

- 皮切後は電気メスで展開し、ゲルピー開創器やアドソン鉗子を使用して皮下組織・傍脊柱筋を左右によける。特に項靱帯を正中縦切開後、正中部の同定に苦慮することが時々ある。正中からそれずに展開を深部へと進める際には、ゲルピー開創器やアドソン鉗子を頻回にかけ直すと正中部を見分けやすい。
- 棘突起の切離にはリウエルを用いる。切離断面の海綿骨からの出血は骨ろうを用いて止血する。
- 開大する椎弓の頭尾側端の黄色靱帯切離の際には、まずパンチで椎間の軟部組織、黄色靱帯浅層を摘除する。その後、正中の黄色靱帯を硬膜外の脂肪組織が出るまで少しずつ咬除し、黄色靱帯の正中部に存在するスリットが同定されたらそこから薄刃のケリソンパンチを入れて左右両側へ切離を進める（図13）。
- 蝶番側の椎間関節包へ縫合糸をかける際には、筋肉・軟部組織からの出血を抑えるべく、大きめの丸針を用いる。縫合糸は深めにかけ、十分な保持力を得る。丸針は深部持針器で把持する。
- 椎弓の開大の際、助手の指またはマンマフックなどでサポートを行う。術者が椎弓を尾側から開大する場合には3～4mm幅のケリソンパンチを椎弓切離縁腹側にかけて、テコの要領で持ち上げる（図14）。開大椎弓と硬

照らし合わせてみよう！
―術野や他の画像ではこう見えている！―

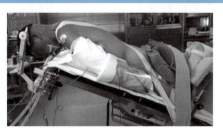

図8　実際のコンコルド体位

頭部は頸椎の前弯を減じ視野を確保するために軽度屈曲位とし、メイフィールド頭蓋固定器を手術台に固定する。その後、上肢を図9のように固定し、膝は90°屈曲位とする。手術台を約30°傾けて頭部を挙上する。

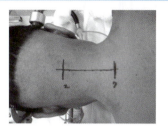

図9　皮切の実際

頭髪の剃毛は耳介よりも頭側まで十分に行っておく。外後頭隆起の尾側にC2棘突起が大きく触れることが多く、頸胸移行部付近にC7またはT1棘突起が大きく触れることが多い。C6棘突起から大きく突出しているケースもあり、術前の単純X線写真側面でしっかり確認しておく。

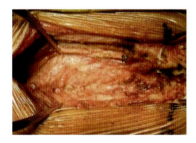

図10　項靱帯の展開

項靱帯を正中で展開し棘突起先端を触れることができる。項靱帯の正中で展開すると、筋と比して白色の無血管野の面で展開できる。項靱帯が棘上靱帯へ移行するC6またはC7棘突起先端から頭側へ追うと正中からずれずに展開できる。

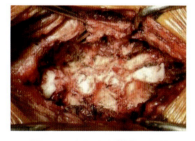

図11　C3-C6 椎弓の展開

C3～C6棘突起を短く切離し、C3-C6椎弓を椎間関節内側1/2付近まで骨膜下に展開したところ。C2棘突起に付着する頸半棘筋を傷めないようにすることが重要である。

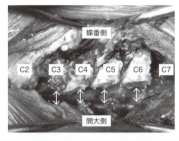

図12　C3～C6椎弓の固定

C3～C6椎弓を左側で開大し、縫合糸で右椎間関節へ縫合固定したところ。硬膜管の良好な拍動が実際の術野では視認できる。

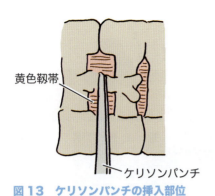
図13 ケリソンパンチの挿入部位
黄色靱帯正中のスリットから挿入し、黄色靱帯を切離する。

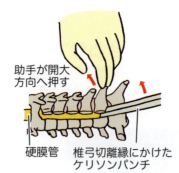
図14 開大側の除圧操作と開大

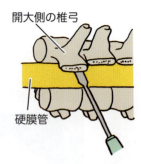
図15 開大椎弓と硬膜の癒着の剥離

膜との間に線維性の癒着が認められるが、スパーテルを用いて適宜切離する（図15）。
●開大操作の際に硬膜外静脈叢からの思わぬ出血を見ることがある。その際はバイポーラで凝固するか、インテグラン®などの止血材を硬膜外腔外側部に留置し軽く圧迫止血する。
●開大椎弓固定後、十分に洗浄し、硬膜外にドレーン（SBバック®など）を留置し、項靱帯を1号糸（サージロン™やバイクリル®など）、皮下を3-0糸（サージロン™、ナイロン、バイクリル®など）で追層縫合を行い、表皮縫合を行い手術終了となる。

オペナース"イイトコ取り"
本当に手術に必要な解剖図

●岡田英次朗
慶應義塾大学医学部整形外科学教室　助教

② 腰椎後方手術
経椎間孔腰椎後方椎体間固定術（TLIF）・後方進入腰椎椎体間固定術（PLIF）、棘突起縦割式椎弓切除術

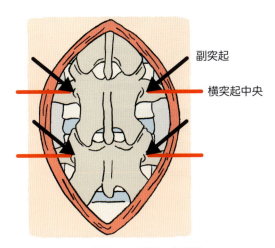

図1　後方より展開した腰椎
椎弓根スクリューの挿入位置を示す。

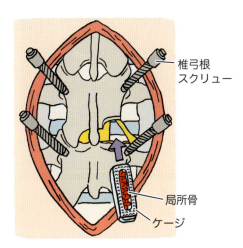

図2　右L4-5椎間関節切除後

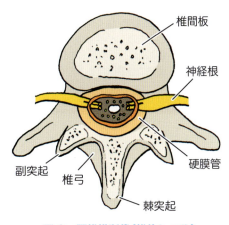

図3　腰椎横断像（椎体レベル）

後方より展開した腰椎（図1）

筋肉をよけて、手術する除圧椎間を露出する。神経周囲の椎間板の操作は出血を伴うことがあるので、椎弓根スクリューを前もって挿入する。挿入位置は副突起（黒矢印）または横突起中央（赤線）と椎間関節の中央の交点が目安となる。

右L4～5椎間関節切除後（図2）

右L4神経根が外側に存在するために、椎間板郭清やケージの挿入は硬膜管との間で行う。ケージには局所骨を充填して斜めに1つ、もしくは2つを挿入する[1]。

ケージ挿入前には椎体後壁の静脈叢からの出血の可能性があるために、バイポーラでしっかり止血する。止血が困難な場合にはインテグラン®やゼルフォーム®などの止血材を使用する。

照らし合わせてみよう！

術野や他の画像ではこう見えている！

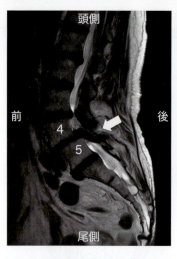

図4　腰椎MRI矢状断T2強調画像

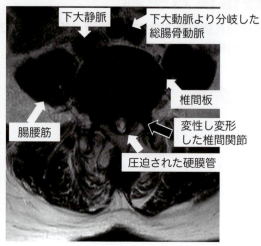

図5　腰椎MRI横断像（L4～5椎間板レベル）

- 腰椎MRI矢状断T2強調画像（図4）
  L4椎体の前方すべりを認め、L4～5椎間で脊柱管狭窄をきたしている（白矢印）。
- 腰椎MRI横断像（L4～5椎間板レベル、図5）
  すべり、椎間関節の変形のために、楕円形の硬膜管が圧迫され三角形に変形している。大動脈はL4～5椎間板レベルで左右の総腸骨動脈に分岐する。両側の椎間関節の変性は低輝度領域の不整像として確認できる（黒矢印）。

腰椎横断像（椎体レベル、図3）

硬膜管は、前方は椎体後壁もしくは椎間板、側方は椎弓根、後方は椎弓に囲まれている。硬膜管は横径1.5～2.0cmほどで楕円形をしており、各椎間板レベルで左右に神経根を1本ずつ分岐する。分岐した神経根は下側方に走行し、椎弓根下縁を通り椎間孔に達する。

棘突起縦割式椎弓切除術では棘突起を左右に縦割することで、後方の筋組織を温存し目的とする椎弓へ到達する。

Let's 器械出し！

経椎間孔腰椎後方椎体間固定術（TLIF）・後方進入腰椎椎体間固定術（PLIF）[1-3]

①手術を行う高位を確認するために、18G針を用いて術前X線で確認する。皮膚切開は正中で、棘突起より骨膜下に両側の椎弓を展開する。この際には電気メスとコブエレベーターを用いる。棘突起や椎弓から筋肉を剥離および止血する目的で、無鉤鑷子とコブエレベーターを使用してガーゼを入れる。十分な展開ができたら、脊椎用ゲルピー開創器を用いて術野を露出させる。

②椎弓根スクリューを設置する。横突起基部と副突起を確認したうえで、リュエルを用いて挿入部を露出させる。骨から出血が持続する場合にはボーンワックスを使用し止血する。椎弓根プローブを用いて慎重に挿入孔を作製し、フィーラーにて脊柱管内へ逸脱がないことを確認する。次いで、タップ（スレッド入りの棒でスクリュー挿入用の下穴を作成すること）して準備を整えたら椎弓根スクリューを挿入する。予定する椎弓根スクリューをすべて挿入したら、術中X線にて設置位置に問題がないかどうかを確認する。

③十分な展開ができたところで、リュエルを用いて棘突起を切除する。この棘突起は後で椎体間に移植するための重要な移植骨となる。TLIF（transforaminal lumbar interbody fusion）の場合には、片側の椎間関節を全切除するので、両刃（10〜15mm）のノミを用いて下関節突起を切除する。PLIF（posterior lumbar inter-body fusion）の場合には、両側椎間関節を部分的に切除する。切除した下関節突起はパンチを用いて切除し、次に黄色靭帯を切除する。中央部分に黄色靭帯の隙間があるために、ここから硬膜外腔に進入し切除する。ペンフィールド剥離子を適宜使用し、硬膜との癒着がないことを確認しながら、ケリソンパンチで両側の神経根が十分に除圧されるまでしっかり切除する。

④椎体間固定に入るため、吸引管子を細いものに変更する。予定する椎間の周りにある静脈叢をバイポーラで止血する。23Gカテラン針を用いて椎間板の高さを確認し、尖刃メスで椎間板切開を加え、神経根を神経根レトラクターにて保護したうえでディスクシェーバー、パンチ、リングキュレットを用いて椎間板切除を行う。

⑤十分な椎間板郭清ができたら、ファネルを用いて局所骨をミンチしたものを椎間に骨移植する。次に局所骨を充填したケージを挿入する。神経根レトラクターで神経組織を十分保護し、ハンマーを用いて慎重に挿入する。挿入の深さを確認し、十分でない場合にはファイナルインパクターを用いてさらに深く設置する。この操作をPLIFの場合には両側から、TLIFの場合には片側から行う。

⑥設置した上下の椎弓根スクリューにロッドを設置し、セットスクリューを設置する。挿入したケージに圧迫力を加え、生理的な腰椎前弯を獲得するために、両側のロッドにコンプレッサーを設置し、短縮方向に力を加えてセットスクリューを最終締結する。必要に応じてトランスバースコネクターを設置する。

⑦創感染の予防のため[4]、生理食塩水による十分な洗浄ののちに、閉創を開始する。硬膜外に閉鎖式ドレーンを挿入したうえで、筋膜を0バイクリル®、皮下を3-0バイクリル®、真皮は4-0 PDS®Ⅱで縫合する。皮膚はサージカルテープを用いて固定する。

棘突起縦割式椎弓切除術[5-7]

①18G針にて棘突起にマーキングして除圧するべき椎間を確認する。

②正中切開を行い、電気メスで予定除圧椎間の上下の棘突起の背側部を露出する。上位の棘突起はエアトーム2mmを用いて正中で縦割し、左右に分けることで後方筋群を温存しながら十分な展開を得る。

③残った棘突起基部と椎弓をリュエルで切除する。黄色靱帯が一部見えるまで切除する。エアトームのバーを5mmのダイアモンド（粗め）に変更する。エアトームを用いて上位椎弓下1/2を切除していく。同様に下位椎弓上1/3も切除を行う。腹側の皮質が露出されたところで、10mmおよび8mmのノミを用いて台形状に上位椎弓を切除する。下位椎弓は横方向に切除する。

④黄色靱帯が露出されたら、正中部の縦裂部をペンフィールドで確認する。神経除圧を開始する。硬膜と黄色靱帯の癒着があると硬膜損傷をきたすことがあるので、必ず確認してからケリソンパンチで両側へ切除する。多くは椎間関節が変形により内方化しているので、神経の圧迫要因であれば切除する。両側の神経根の膨らみが確認できるまで十分な除圧を行う。

⑤硬膜管の膨らみと両側の神経根の十分な除圧が確認できたら、生理食塩水による洗浄のうえ、閉鎖式ドレーンを挿入する。先端が鋭の布鉗子で縦割した棘突起に1つずつ孔を作成し、1サージロンで縫合する。皮下は3-0サージロン、真皮は4-0 PDS®Ⅱで縫合し、皮膚はサージカルテープで固定する。

引用・参考文献

1) 大澤透．腰椎後方進入椎体間固定術（PLIF）／経椎間孔腰椎後方椎体間固定術（TLIF）．整形外科看護．16 (6)，2011，49-53．
2) 百町貴彦ほか．"腰椎の後方除圧・固定術（PLF・PLIF・TLIF）"．写真とイラストでやさしく理解！病棟看護に生かせる整形外科の手術の実際．整形外科看護臨時増刊．大阪，メディカ出版，2012，81-91．
3) 川口善治．"頸椎・腰椎の手術：頸椎前方固定術"．写真とイラストで手術・解剖・疾患すべてがわかる！整形外科手術器械出し・外回り完全マニュアル 上肢・脊椎編．オペナーシング春季増刊．大阪，メディカ出版，2012，168-78．
4) 日方智宏ほか．胸・腰椎術後の術後サインにどう対応する？．整形外科看護．16 (5)，2011，464-9．
5) 岡田英次朗ほか．棘突起縦割式椎弓切除術．Loco Cure．1 (3)，2015，222-7．
6) 渡辺航太ほか．腰部脊柱管狭窄症に対し後方軟部支持組織を温存する術式：棘突起縦割式椎弓切除術．臨床整形外科．38 (11)，2003，1401-6．
7) 渡辺航太ほか．"除圧術：腰部脊柱管狭窄症に対する腰椎棘突起縦割式椎弓切除術の有効性"．運動器疾患に対する最小侵襲手術．別冊整形外科．(59)，2011，103-7．

●塩野将平
日野市立病院整形外科　部長

オペナース"イイトコ取り"
本当に手術に必要な解剖図

③ 肩関節の手術
関節鏡下肩関節唇形成術（肩甲上腕関節）、関節鏡下肩腱板断裂手術（肩峰下腔）

2章 手術編 整形外科

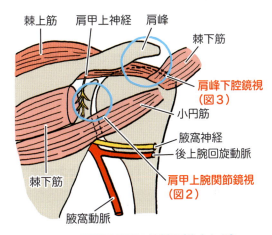

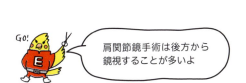
肩関節鏡手術は後方から鏡視することが多いよ

図1　肩関節周囲の解剖図（後方から）

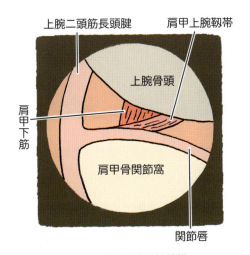

図2　肩甲上腕関節鏡視

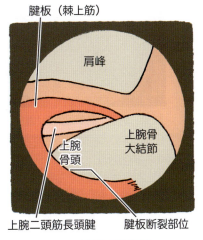

図3　肩峰下腔鏡視

肩関節を後方から見た図（図1）

右肩を後方から見た図を示す。肩甲上腕関節下方、腋窩には動脈、神経が走行している。また、肩甲下筋の前下方には腋窩神経が、肩峰下内方には肩甲上神経が走行している。

肩甲上腕関節鏡視（図2）

通常、後方ポータルから関節鏡を入れ、関節内の前方を鏡視する。上腕骨頭、肩甲骨関節窩とその縁に付着する関節唇が観察される。関節唇の上方には上腕二頭筋長頭腱が付着している。関節窩の前方には肩甲下筋の上縁や、関節包とそれが一部肥厚した靱帯（肩甲上腕靱帯）が観察される。

肩甲上腕関節内の鏡視では、神経・血管を見ることはないが、肩甲下筋下部の前方には腋窩神経、腋窩囊の下方には腋窩動脈・神経が走行している。

肩峰下腔鏡視（図3）

肩甲骨肩峰と上腕骨頭の間を鏡視する。上腕骨頭上方は腱板（棘上筋）に覆われており直接は見えないが、腱板が断裂している場合には、上腕骨頭が露出する。内方には肩甲上神経が走行している。

照らし合わせてみてみよう！

― 術野や他の画像ではこう見えている！―

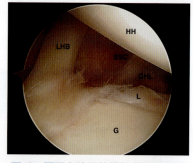

図4　肩甲上腕関節鏡視（術野写真）

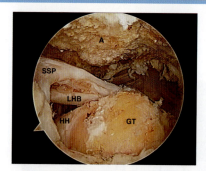

図5　肩峰下腔鏡視（術野写真）

● 肩甲上腕関節鏡視（図4）
　肩甲上腕関節内を後方から鏡視。上腕骨頭（HH；humerus head）、肩甲骨関節窩（G；glenoid）とその縁に付着する関節唇（L；labrum）とこれに連続する上腕二頭筋長頭腱（LHB；long head of biceps）が見られる。関節窩に直行するように肩甲下筋（SSC；subscapularis）、斜走する肩甲上腕靱帯（GHL；glenohumeral ligament）が観察される。関節唇が関節窩縁から剥がれていることをバンカート病変（Bankart lesion）といい、容易に脱臼する原因となる。

● 肩峰下腔鏡視（図5）
　肩峰下滑液包内を後方から鏡視。上方には肩甲骨肩峰（A；acromion）の下面が見えている。棘上筋（SSP；supraspinatus）が上腕骨大結節（GT；greater tuberosity）から剥離され、内方へと退縮しており、上腕骨頭（HH）が露出している。棘上筋の下方には上腕二頭筋長頭腱（LHB）が見られる。

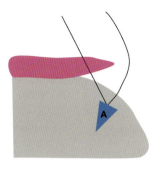
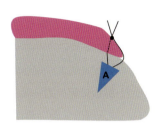

図6 スーチャーアンカー挿入
修復する組織が元来着いていた部位にアンカー(A)を挿入。骨から糸が出ている状態になる。

図7 糸掛け・縫合
糸を修復する組織へ掛け、縫合する。

図8 縫着
組織がアンカーを挿入した部位に縫着される。

表1 手術法別スーチャーアンカー挿入部位と修復する組織

手術法	スーチャーアンカー挿入部位	修復する組織
関節唇形成術	肩甲骨関節窩縁	関節唇
腱板断裂手術	上腕骨小結節または大結節	腱板

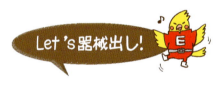

関節唇形成術も腱板断裂手術も、骨から剥がれた組織を元の位置へ縫い着ける手術であり、いずれもスーチャーアンカーを用いる(図6～8、表1)。

通常は、①滑膜切除・剥離→②スーチャーアンカー挿入→③糸掛け・縫合、の手順で行う。

滑膜切除・剥離

良好な視野を得るため腫脹、増生した滑膜を十分に切除する。肩関節鏡手術では、生理食塩水で関節内を加圧し出血をコントロールする。出血した場合は高周波プローブで止血する。

周囲組織に癒着した関節唇や腱板を剥離し、元の位置に整復するため十分な可動性を獲得する。

注意ポイント
● 一度生理食塩水が途絶えると、出血のコントロールが困難となることがあり注意を要する。
● 急に出血することがあるので、すぐに高周波プローブを術者に渡せるように準備しておく。

スーチャーアンカー挿入

関節唇・腱板を縫着する部位(肩甲骨関節窩縁、上腕骨大・小結節)をシェーバー、高周波プローブ、リングキュレットなどで新鮮化し、スーチャーアンカーを挿入する。

注意ポイント
● スーチャーアンカーにより骨への挿入方法が異なる。ドリルを使用することもあるため、必要機材をあらかじめ確認しておくとよい。

- 高齢者では骨が脆弱なため、アンカー挿入時に骨折を生じることや、アンカーが骨内に十分に固定されないことがあり注意を要する。

糸通し・縫合

　関節唇・腱板にアンカーの糸を通して縫合し、アンカー挿入部位に縫い着け修復する。

注意ポイント
- 関節唇や腱板に糸を通す方法にはいくつかあり、組織、部位そして術者により異なる。使用する機材も含めあらかじめ確認しておく。
- 状況によっては、多数のアンカー・縫合糸を使用する。縫合糸が絡み混乱しないように、鉗子で適宜糸をまとめ整理しておくとよい。

引用・参考文献

1) 末永直樹ほか．"肩〜肘の手術：人工肩関節置換術・人工骨頭置換術"．写真とイラストで手術・解剖・疾患すべてがわかる！ 整形外科手術器械出し・外回り完全マニュアル［上肢・脊椎編］．オペナーシング春季増刊．大阪，メディカ出版，2012，55-66．
2) 小林尚志．"肩〜肘の手術：肩関節鏡手術（腱板修復術、バンカート修復術）"．前掲書1），37-54．

オペナース"イイトコ取り"
本当に手術に必要な解剖図

● 橘田祐樹
社会福祉法人恩賜財団済生会支部栃木県済生会宇都宮病院
整形外科

4 人工股関節置換術
後方進入法・前方進入法

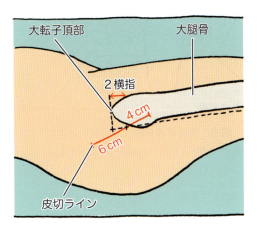

図1　右人工股関節置換術、後方進入法皮切位置
手術は側臥位で行われる。

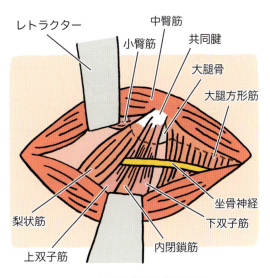

図2　短外旋筋群と坐骨神経

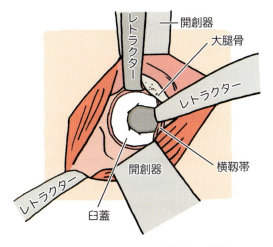

図3　リーミング前の臼蓋周囲の解剖

後方進入法

皮切位置（図1）

　皮切位置は術者により千差万別であるが、筆者は図1のように大転子頂部から2横指尾側、大腿骨後縁を中心に遠位4cm近位6cmの合計約10cm皮切している。

展開～骨切り

　皮下脂肪組織を展開し、大臀筋膜を切開し、筋線維方向に分ける。中臀筋を前方によけ、短外旋筋群上の脂肪を後方によけると短外旋筋群

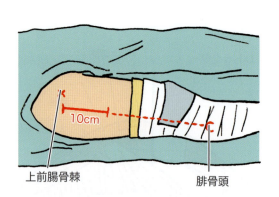

図4　右人工股関節置換術、前方進入法皮切位置
手術は仰臥位で行われる。

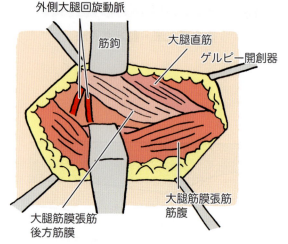

図5　切離する外側大腿回旋動脈の枝
漢字の八の字のように2本確認できることが多い。

が見える。すぐ後方には坐骨神経があり、損傷しないように細心の注意が必要である（図2）。

短外旋筋群を切離し、後方によけると関節包が確認できる。関節包を切開し、反転させ大腿骨頭を露出する。大腿骨を屈曲・内転・内旋することで脱臼することができ、骨切りする。大腿骨の骨切り位置は小転子からの距離を基準にすることが多い。

インプラントの設置〜閉創

骨切り後に閉鎖口、前壁と後壁の骨にレトラクターを掛けることで臼蓋がはっきり見えるようになる。臼蓋尾側には横靭帯があり、臼蓋カップ設置位置の基準となる（図3）。臼蓋をリーミング後にカップとライナーを設置する。股関節を屈曲・内旋位にして大腿骨をラスピングし、ステムを挿入する。整復後に、屈曲90°内転30°内旋60°まで脱臼しないことを確認し閉創する。

前方進入法

皮切位置

皮切は、上前腸骨棘の1横指遠位1横指外側より大腿筋膜張筋の筋腹の中央を腓骨頭に向けて約10cm加える（図4）。

展開〜骨切り

外側大腿皮神経に注意して大腿筋膜張筋筋膜を筋線維方向に切開する。大腿筋膜張筋の筋腹を外側に、中・小臀筋を上外側によける。大腿直筋外側縁から大腿筋膜張筋後方筋膜に向けて外側大腿回旋動脈の枝が走行しているため、これを確認し切離する（図5）。

臼蓋前方、関節包上・下方、大転子外側の4

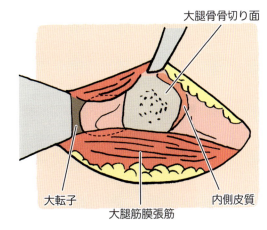

図6 関節包切除後、露出された骨頭とその周辺組織

図7 挙上された大腿骨骨切り面

照らし合わせてみよう！

―術野や他の画像ではこう見えている！―

後方進入法

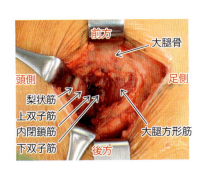

図8 切離する短外旋筋群の術中写真

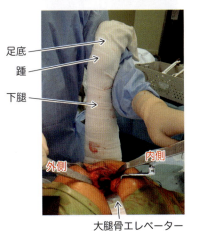

図9 大腿骨ラスピング時の術者の視点

● 短外旋筋群の切離
　短外旋筋群を切らない方法もあるが、一般的には梨状筋、共同腱（上・下双子筋、内閉鎖筋）を大腿骨付着部より切離する。梨状筋腱は大腿骨付着部で白色の腱成分が確認できるが、共同腱は白色の部分が確認できないことが多い（図8）。
　術後切離した短外旋筋や関節包は脱臼予防目的に大腿骨付着部や中臀筋に縫着することが望ましい。

● 大腿骨ラスピング
　大腿骨ラスピング時、大腿骨軸に対して内反位に挿入しないことと、前捻角をつけすぎないことに術者は気をつける。足を持つ助手が内旋90°に保つと、ラスピングの間違いやステムの誤挿入が少なくなる（図9）。

照らし合わせてみよう！

―― 術野や他の画像ではこう見えている！ ――

前方進入法

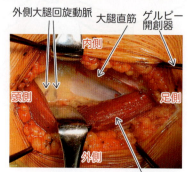

図10　横走する外側大腿回旋動脈の枝と周囲の筋

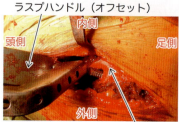

図11　大腿骨ラスピング時の術中写真

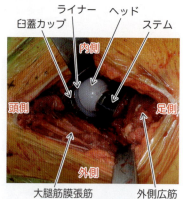

図12　設置後の人工股関節の術中写真

外側大腿回旋動脈は図10のように2本見える。電気メスの凝固のみで止血することが可能であるが、非吸収糸で結紮することで確実な止血を得られる。

ラスプハンドルはストレート型とオフセット型がある。図11はオフセットハンドルを使用しており、レトラクターと干渉しないで使用できるメリットがある。

カップとステム設置後に整復し、伸展30°最大外旋、屈曲90°内転30°内旋60°で脱臼しないことを確認する。設置後の人工股関節は図12のように確認できる。

カ所にレトラクターをかけることで前方関節包が展開される。これを切除すると骨頭が露出される。大腿骨頸部を計画位置で骨切りし骨頭を切除する（図6）。

インプラントの設置〜閉創

骨性臼蓋縁を確認して、計画位置にリーミングしてカップとライナーを設置する。

股関節を過伸展し、軽度内転・最大外旋位として、大腿骨下方・後方の関節包を切離する。

大腿骨骨切り部後方と大転子外側にレトラクターをかけ大腿骨を挙上する。キャナルファインダーで髄腔方向を確認し、前捻角に注意してラスピングし、適切なサイズのステムを挿入する（図7）。

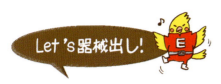

① 前方進入法は一切筋を切離しないが、後方進入法では大腿骨から短外旋筋群を切離する。切離した短外旋筋群は人工股関節や人工骨頭設置後に再建することが望ましい。後方支持組織となる関節包や短外旋筋群を再建することで脱臼率が有意に低くなるからだ。再建時に使用される糸はエチボン®などの非吸収糸が用いられる。中臀筋に縫着したり、もともと切離した大腿骨付着部に縫着したりする。

② 人工股関節置換術や人工骨頭置換術に使用するレトラクターは術者の好みにより若干の違いはあるが、熟練してくると使用する順番や種類が決まっていることが多い。多くの場合レトラクターに刻印された番号でよばれるが、「ダブルベンド」（レトラクター）といったように特徴的な形状でよばれることもある。名称と順番を把握しておくとスムーズに手術を進行することができる。

③ 人工股関節置換術の臼蓋リーミングや大腿骨ラスピングは1mm単位で骨を削る操作であり、良好な固定性や正確な設置位置のために最も神経を使う場面となる。サイズを間違えて大きすぎるサイズでリーミングしてしまうと予定外の骨欠損やカップの固定性不良を生じ、渡すサイズを間違えてラスプしてしまうと大腿骨骨折を引き起こしてしまう可能性があるためサイズ間違いは厳禁である。

滅菌されたセット内では毎回正確に順番に並んでいるとは限らないため、目視でリーマーとステムに刻印されたサイズの確認と、何番を術者に渡すのか声に出して伝えることは忘れてはならない。

④ ノンセメントのカップやステムのざらざらしている部分はポーラスとよばれ、初期固定性を上げる効果と、固定後に経時的にそこに骨が入り込むことでさらに固定性が強化される効果がある。手袋や軟部組織が引っ掛かりやすいため、渡すときに触れないようにするべきである。

⑤ インプラントは免疫が届かないため感染に弱い。またインプラントは1つひとつが数十万円するものであり非常に高価である。開封するときや術者に渡すときには、清潔操作に厳重な注意が必要である。

⑥ 大腿骨ラスプは使用する向きが各進入方法で決まっている。持ち直したり、術野から目を離す必要が発生してしまうため、使用する方向を理解してその向きで術者に渡すとよい。

引用・参考文献

1) Moore, AT. The self-locking metal hip prosthesis. J Bone Joint Surg Am. 39-A (4), 1957, 811-27.
2) 伊藤浩ほか．人工股関節全置換術 [THA] のすべて．改訂第2版．松野丈夫監修．東京，メジカルビュー社，2008．
3) Hoppenfeld, S. et al. Surgical Exposures in orthopaedics. The ANATOMIC APPROACH. 4th ed. Philadelphia, Lippincott Williams & Wilkins, 2009.
4) 老沼和弘．仰臥位前方進入法による人工股関節全置換術．整形外科サージカルテクニック．5 (5), 2015, 64-71.

●谷川英徳
社会福祉法人恩賜財団済生会横浜市東部病院整形外科医長

オペナース"イイトコ取り"
本当に手術に必要な解剖図

⑤ 関節鏡視下前十字靱帯再建術
半腱様筋腱、薄筋腱を用いた再建

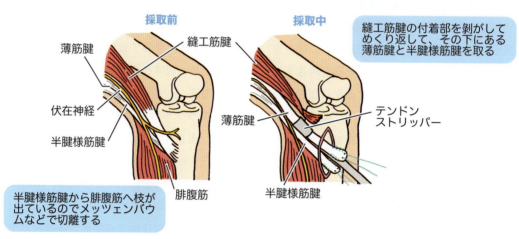

図1 薄筋腱、半腱様筋腱の採取

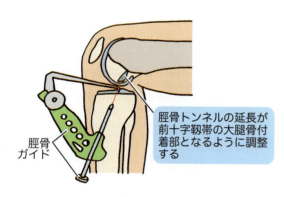

図2 脛骨トンネルの作成

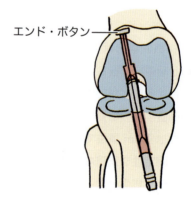

図3 再建靱帯の固定

薄筋腱、半腱様筋腱の採取（図1）

脛骨前内側に皮膚切開を加え、再建に用いる靱帯（半腱様筋腱と薄筋腱）を採取する。

皮膚切開を行い、皮下組織を剝離していく。伏在神経の膝蓋下枝とその伴走血管が近くを通っているため注意する。表層の縫工筋腱を切開し、深層の半腱様筋腱と薄筋腱を展開する。

半腱様筋腱は一部が腓腹筋へ付着しているため、それをメッツェンバウムで切離した後に、

腱を引っ張り出して（腱に糸をかけて引っ張り出すこともある）、テンドンストリッパーを用いて腱を採取する。

腱を採取したら、再建靱帯を作成し、その太さを計測する。

脛骨トンネル・大腿骨トンネルの作成

関節鏡で靱帯断裂部や半月板損傷合併の有無をチェックしたら、残っている前十字靱帯をシェーバーで除去し関節内をきれいにする。

脛骨トンネルの作成（図2）

前十字靱帯の脛骨付着部を確認したら、そこに脛骨ガイドを当て、2.4mmガイドワイヤーを脛骨内側より刺入する。あらかじめ計測した再建靱帯の太さでドリリングを行い、脛骨トンネルを作成する。

大腿骨トンネルの作成

前十字靱帯の大腿骨付着部を確認する。脛骨トンネルから通した2.4mmガイドワイヤーを大腿骨付着部に刺入する。大腿骨を貫通するまでガイドワイヤーを刺入したら、4.5mmの中空ドリルを用いてドリリングを行い、デプスゲージを用いて大腿骨トンネル長を測定する。あらかじめ計測した再建靱帯の太さでドリリングを行う。

再建靱帯の固定（図3）

大腿骨トンネル長から計算した適切な長さのエンド・ボタンを再建靱帯に固定する。作成した再建靱帯を膝関節内に通したら、大腿骨側をエンド・ボタンで固定する。膝関節を軽度屈曲位に保ち、靱帯がゆるまないように引っ張りながら、固定具で靱帯を脛骨に固定する。

照らし合わせてみてみよう！

術野や他の画像ではこう見えている！

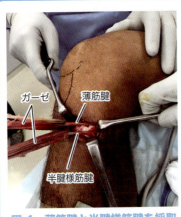

図4　薄筋腱と半腱様筋腱を採取しているところ

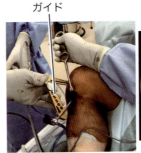

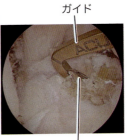

図5　脛骨ガイドを当てている写真と関節鏡視像

再建した靱帯

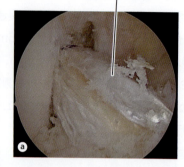

エンド・ボタン
の留め具

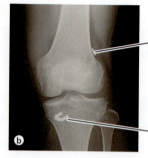

ステープル

図6　靱帯再建後の関節鏡視像とX線像

●薄筋腱、半腱様筋腱の採取（図4）
　前十字靱帯再建に用いる腱を採取しているところ。上にある腱が薄筋腱、下にある腱が半腱様筋腱である。ガーゼを引っ掛けてそれぞれの腱を引っ張り出している。十分に周囲の組織を除去した後で、テンドンパッサーを用いて採取する。

●脛骨トンネルの作成（図5）
　脛骨トンネルを作成しているところ。関節鏡では前十字靱帯の脛骨付着部から2.4mmガイドワイヤーが出てきていることを確認している。ガイドワイヤーが前十字靱帯の大腿骨付着部に向かっていることも確認しておく。

●再建靱帯の固定
　前十字靱帯を再建したら、関節鏡をのぞきながら膝を屈伸させ、再建靱帯が膝関節の中で引っ掛からないことを確認する（図6ⓐ）。
　術中X線像（図6ⓑ）では、大腿骨と脛骨の固定具の位置に問題がないかを確認する。

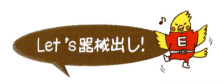

靱帯作成（図7）

再建靱帯は、術者もしくは助手が術野とは別の場所で作成することが多い。ラスパトリウムで採取した腱に付着している筋肉をそぎ落としたら（図7a）、1号エチボンド®を腱の両端に縫い込んでいく。

半腱様筋腱と薄筋腱をエンド・ボタンCL®に通し2つ折りにしたら、大腿骨孔の長さの場所と、さらに6mm足した長さの部分（ここまで再建靱帯を大腿骨に通しエンド・ボタンを引っ掛ける）に3-0号PDS®を縫合する。腱の端をさらに数カ所3-0号PDS®で縫合する（図7b）。

靱帯を術野から作成する場所へ運ぶ際は、落とさないように細心の注意を払うこと。靱帯は滅菌台の上を通るように運び、万が一手から落ちても不潔にならないように注意する。

骨孔作成時の器械出しの手順

大腿骨と脛骨の骨孔作成の手技は、術者によりさまざまであるが、基本的な手技は同じである。大腿骨は「2.4mmガイドワイヤー→4.5mmドリル→再建靱帯の太さのドリル（術中に計測する）」という順番で、脛骨は「2.4mmガイドワイヤー→再建靱帯の太さのドリル（術中に計測する）」という順番で骨孔を作成することを覚えておく。

前十字靱帯は一見1本の靱帯であるが、細かく見ると前内側線維（antero-medial bundle；AMB）と後外側線維（postero-lateral bundle；PLB）の2つの線維束に分けることができる。最近はこの2つの線維束を別々に、つまりAMBを半腱様筋腱で、PLBを薄筋腱で再建する術式も行われている。

この術式の場合、大腿骨と脛骨にそれぞれ2つずつ骨孔を作成する（図8）。

再建靱帯を通す際には、後方に位置するPLB（薄筋腱で作成した靱帯）を先に通す。

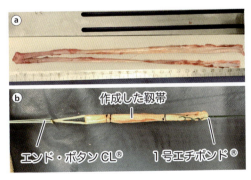

図7　靱帯作成

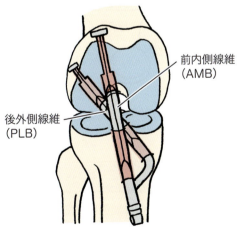

図8　AMBを半腱様筋腱でPLBを薄筋腱で再建する術式

オペナース"イイトコ取り"
本当に手術に必要な解剖図

●谷川英徳
社会福祉法人恩賜財団済生会横浜市東部病院整形外科医長

❻ 人工膝関節置換術

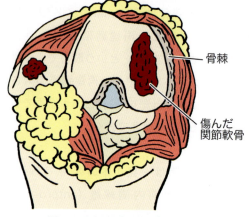

図1　骨切り開始前の膝関節

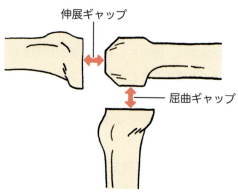

図2　骨切りが適切であるかの確認

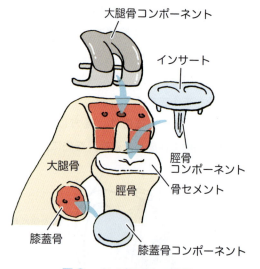

図3　インプラントの設置

関節内に進入したら、まず大腿骨、脛骨、膝蓋骨にできた骨棘をノミやリウエルで切除し、前十字靭帯を切離（術式によっては後十字靭帯も切離）する。視野が開けたら大腿骨と脛骨の骨切りを始めていく。

半月板は骨切りがある程度終わった後で切除する。

骨切り

変形性膝関節症の膝関節は正常と異なり、骨棘の形成、軟骨の摩耗、靭帯の変性などが見られる（図1）。

骨切りが適切であるかの確認（図2）

骨切り終了後に、大腿骨と脛骨のギャップ（間隙）が適切であるかを確認する。膝関節を伸展させたときの間隙（伸展ギャップ）と膝関節を屈曲させたときの間隙（屈曲ギャップ）がほぼ同じ距離となっているか、一番小さいインプラントを挿入できるギャップが確保されているかを確認する。必要に応じて骨切りを追加したり、軟部組織の処理を行ったりする。

インプラントの設置（図3）

骨切りが終了したら骨セメントを骨切り面に載せて、脛骨、大腿骨、膝蓋骨の順に人工関節を設置していく。

照らし合わせてみてみよう！
― 術野や他の画像ではこう見えている！ ―

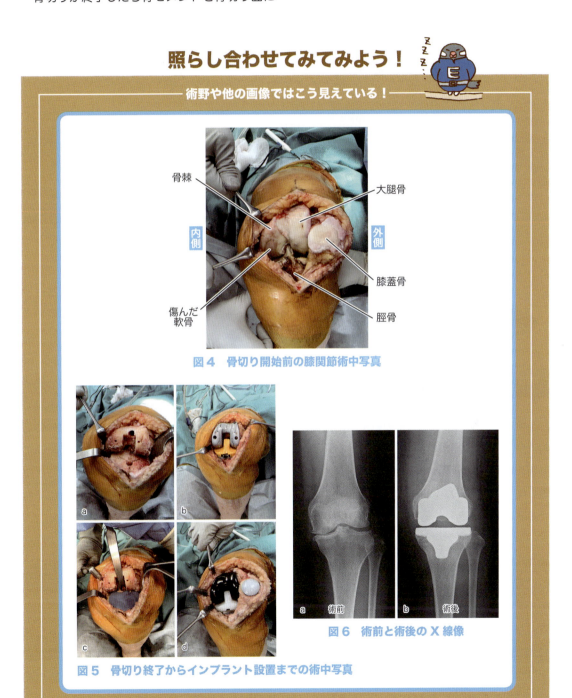

図4 骨切り開始前の膝関節術中写真

図5 骨切り終了からインプラント設置までの術中写真

図6 術前と術後のX線像

- ●骨切り開始前の膝関節
 膝関節を展開したときの写真（図4）。大腿骨、脛骨、膝蓋骨に骨棘形成を認める。大腿骨内側の軟骨は消失しており、軟骨下骨が露出している。膝蓋骨の軟骨も摩耗している。
- ●骨切り終了～インプラント設置
 骨切り終了後の膝関節（図5-ⓐ）。まず、仮の人工関節（トライアル）を設置し、膝関節のバランスや動きが良好であることを確認する（図5-ⓑ）。
 問題なければ、骨の表面にセメントを塗り、脛骨、大腿骨、膝蓋骨、インサートの順番にインプラントの設置を行う。セメントは10分ほどで硬化するため、インプラントの設置は手早く正確に行う（図5-ⓒ）。
 インプラント設置後の写真（図5-ⓓ）。黒色の大腿骨インプラント（ジルコニア）、銀色の脛骨インプラント（チタン合金）、白色の膝蓋骨インプラントとインサート（ポリエチレン）が見える。
- ●術前と術後のX線像
 術前のX線像（図6-ⓐ）では、膝関節内側（図の左側）の関節の隙間が減少し、大腿骨と脛骨が接している。これは内側の軟骨や半月板が摩耗していることを示している。また、大腿骨と脛骨の内側には骨棘が見られる。
 術後のX線像（図6-ⓑ）では、術前と比較して膝関節の内反変形（いわゆるO脚）が改善されている。金属のインプラントは白色の部分である。ポリエチレンのインサートはX線像に写らないため、関節の隙間が空いているように見える。

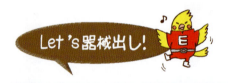

手術の器械の配置と道具

当院では、器械出し看護師の右手側に整形外科で使用する基本器具を、左手側にインプラント専用の器具を配置し、正面には小さな台を配置している（図7）。

基本器具の内容は、直エレバトリウム、ハンマー、リウエル、ヤンゼン、ノミ3種類、先端が小さい鋭匙、パンチ小、スプレッダーである。膝関節用のレトラクターと各種ピンは、使用頻度が高いので取りやすい位置に置いておく。リウエル、ヤンゼンは骨棘を切除するときに、鋭匙は余分な骨セメントを除去するときに、スプレッダーは大腿骨後方の骨棘を切除するときに使用する（図7-ⓐ）。

インプラントのメーカーからの貸出器械は使用する順番に並べて、左手の台に配置しておく（図7-ⓑ）。

メーカーによって器械の形は多少異なるが、大まかな手術の流れは同じなので、事前に使用するメーカーの手技書を読み、器械の組み立て方を理解しておくとよい。大腿骨、脛骨の骨切りガイドには骨切り量や角度の目盛りが付いているので、あらかじめわかっている場合には左右を間違えないように注意してセットしておく。

骨セメントの作成

骨切りが終わり選択したサイズのインプラントを出し、術者の指示が出たら骨セメントを混ぜ始める。分量が変わると硬化までの時間が変化するため、骨セメントを作るときに原料の液体や粉をこぼさないように注意する。

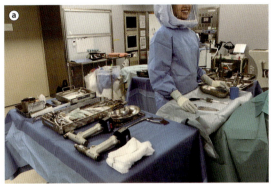 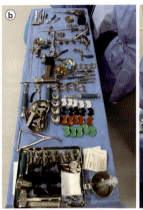
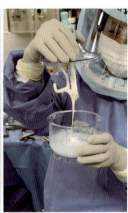

図7 手術器具の準備、器械台の配置　　　　　　　**図8 骨セメントの作成**

ⓐ右手側の整形外科基本器具、ⓑ左手側のインプラント専用器具

　骨セメントを混ぜ合わせ、ホイップクリームの角が立つような状態になったら（図8）、インプラントの表面に薄くセメントを塗って術者に渡す。

　インプラントの設置が終了したら、タニケットを解除して止血を行う。ドレーンを挿入し、0号V-Locにて関節包を縫合する。皮下を3-0号PDS®を用いて縫合したら、最後にダーマボンド®を塗布して手術終了とする。

オペナース"イイトコ取り" Go!
本当に手術に必要な解剖図

⑦ 橈骨遠位端骨折

●鈴木 拓
慶應義塾大学医学部整形外科学教室　助教

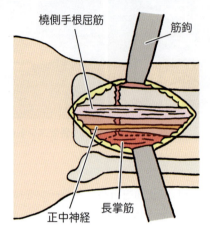

図1　表層の切開

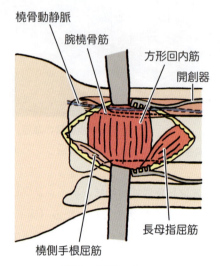

図2　深層の展開

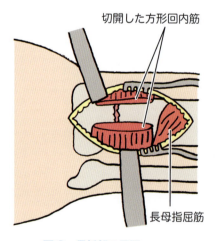

図3　骨折部の展開

表層の切開（図1）

　皮膚を切開し、浅筋膜を切開すると橈側手根屈筋が見える。同筋の尺側には正中神経、長掌筋が存在するが、橈側手根屈筋腱上で筋膜を切開すれば正中神経や長掌筋は術野には出てこない。

深層の展開（図2）

　橈側手根屈筋の深層には長母指屈筋、方形回内筋が存在する。橈側手根屈筋と長母指屈筋を尺側に引き、腕橈骨筋、橈骨動静脈を橈側に引くと方形回内筋が見える。

骨折部の展開（図3）

　方形回内筋の橈側をメスで切開して、方形回内筋を橈骨から剥離すると骨折部が展開できる。

照らし合わせてみよう！
術野や他の画像ではこう見えている！

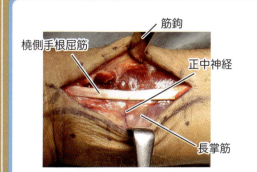

図4　表層の切開

図5　深層の展開

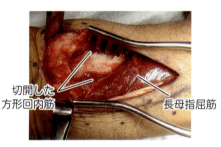

図6　骨折部の展開

- **表層の切開（図4）**
  手関節橈側に皮膚切開し、筋膜を切開すると橈側手根屈筋が見える。
- **深層の展開（図5）**
  橈側手根屈筋を筋鉤を用いて尺側に引くと、浅指屈筋の筋膜が見える。浅指屈筋の筋膜を切開すると深層に長母指屈筋が見える。長母指屈筋を尺側に引き、腕橈骨筋、橈骨動静脈を橈側に引いたところに開創器をかけると方形回内筋が見える。
- **骨折部の展開（図6）**
  方形回内筋の橈側をメスで切開する。エレバラスパを用いて方形回内筋を橈骨から剥離すると骨折部が展開できる。

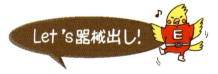

手術は①術野の展開、②骨折部の整復、③骨折部の固定、④閉創の流れで行われる。これらを1つひとつ解説する。

術野の展開

皮膚、筋膜、方形回内筋の切開には11番の尖刃や15番の円刃が用いられることが多い。表層の橈側手根屈筋や深層の長母指屈筋を引く

際には、神経鉤や筋鉤を用いて術野を展開するため、これらの鉤を準備しておく。

これらの筋を引いて方形回内筋が展開できたら、開創器をかけると術野がよく見えるようになる。方形回内筋を切開した後、骨折部を展開するためにはエレバラスパのラスパの部分を使用するため、ラスパ側を術野に向けて術者に渡す。

骨折部の整復

整復は徒手で行ったり、1.5〜2.0mm Kワイヤーやエレバラスパを用いて骨片をテコの原理によって整復したり、骨片を直接筋鉤で引いたりして整復するため、これらを準備する。整復したKワイヤーを用いてそのまま骨片に挿入したり、別のKワイヤーを用いて骨片を固定することがあり、約2〜4本のKワイヤーを使用する。

骨折部の固定

骨折部の固定はロッキングプレートを用いて行うことが主流である（図7）。

遠位骨片を固定するためのスクリューは6〜9本程度で、通常はすべてロッキングスクリューを挿入する。

近位のスクリューは3〜5本程度挿入できる構造となっており、ロッキングスクリューと通常のスクリューを挿入できる。

術者によってはプレートの設置位置を確認し

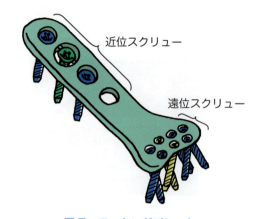

図7　ロッキングプレート
スクリューとプレートがロックされて一体となる機構をもつプレート。

た後に、1.2〜1.5mm Kワイヤーを用いてプレートを仮固定する。

骨折型に応じて遠位からスクリューを使用して固定することもあれば、近位から固定することもある。プレートの機種によって、遠位と近位のドリルは同じこともあるが、近位のドリルのほうが太いことが多いので注意を要する。術者に最初にどちらから固定するかを聞いておき、あらかじめドリルをつけておくと手術がスムーズに行える。

閉創

プレートを覆うため、方形回内筋を3-0〜5-0の吸収糸で縫合する。方形回内筋の縫合後は筋膜、皮膚を縫合する。

オペナース"イイトコ取り"
本当に手術に必要な解剖図

⑧ 足関節脱臼骨折に対する骨折観血的手術

宇田川和彦
慶應義塾大学医学部救急医学教室　助教

2章 手術編　整形外科

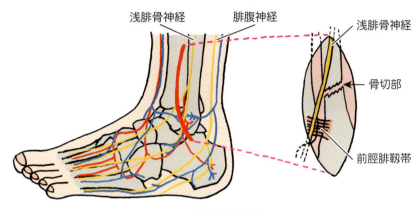

図1　外果周辺解剖

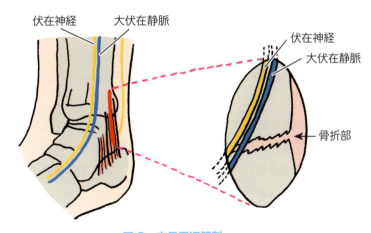

図2　内果周辺解剖

　足関節脱臼骨折では外果（腓骨）、内果、後果（脛骨）の3カ所に骨折が生じうる。そのため、術前画像を見る際には、この3カ所のどこに骨折があるかを評価する。

外果の骨折

　このなかで最も大切な部位は外果（腓骨）で あり、最初に外果を解剖学的に固定することが大切である。外果を固定するためのアプローチとしては腓骨の前方から進入する方法と後方から進入する方法がある。前方では浅腓骨神経、後方では腓腹神経に留意して進入すべきである（図1）。

　筆者は外果固定の際にかならず前脛腓靭帯の

照らし合わせてみてみよう！
―術野や他の画像ではこう見えている！―

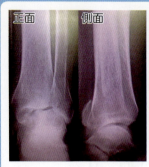
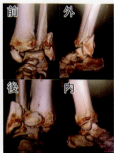
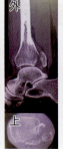
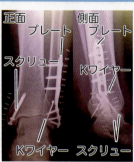

ⓐ 単純X線（術前）　　ⓑ 3DCT　　ⓒ CT（上：縦断面、下：横断面）　　ⓓ 単純X線（術後）

図3　70歳代男性、足関節脱臼骨折

70歳代男性、雪道で転倒し受傷（図3）。右足関節痛を認め当院へ救急搬送された。単純X線像で外果、内果、後果の骨折を認めた（ⓐ）。CTでも同様の初見であった（ⓑⓒ）。

外果は、腓骨前縁に沿った皮切を用いて骨折部をKワイヤーとプレートで固定した。前脛腓靱帯は断裂を認めなかった。後果は、骨片が小さいため固定しない方針とした。外果を固定後、内果直上に皮切を置き、内果を整復、スクリュー2本で固定した（ⓓ）。

損傷もしくは同部位の骨折を確認するため、腓骨前方から遠位に向かって後方にカーブする皮切で手術を行っている（図1赤線）。

先ほど浅腓骨神経に留意すべき旨は記載したが、人によって神経の走行はさまざまである。解剖図では前脛腓靱帯よりも近位部で腓骨前方に走行していることが多いが、遠位部に走行していることもあり、皮膚切開とともに神経を損傷しないことが重要である。

後果の骨折

後果の骨折は、腓骨の骨折に伴い後脛腓靱帯に引っ張られ生じることが多いため、腓骨が解剖学的に整復されれば、同時に整復されることが多い。関節面の20％以上を骨片が占める場合には前方もしくは後方からスクリュー固定を行うが、本章では後果の固定については割愛させてもらう。

内果の骨折

外果の固定に引き続き内果の固定を行う。内果の骨片が大きい場合にはスクリューでの固定が可能となるが、骨片が小さい場合はKワイヤーとサージカルワイヤーを用いたテンションバンドワイヤリングを行う。

外果が解剖学的に整復されると内果も整復されることが多く、解剖学的に整復されれば経皮的に固定が可能となることもあるが、少しでも

ズレがある場合には直視下に整復すべきであろう。

脛骨の前縁や後縁に沿った皮切を置くこともあるが、筆者は内果のみを固定する場合には内果直上に縦皮切を置いている（図2赤線）。このとき、前方に向かって走ってくる伏在神経および大伏在静脈を損傷しないように留意する。

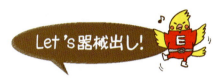

術前計画

整形外科骨折手術において大切なことは術前計画であり、「どの骨」を「どの順番」で「どのアプローチを用いて」固定するかを術前に、術者、助手、器械出し看護師、外回り看護師で共有することが大切である。

看護師は、術前に画像を見て、足関節のどの部位が骨折しており、インプラントは何を用いて固定するかを予想し、術前に術者とすり合わせる必要がある。

体位・術中配置

足関節脱臼骨折においては外果から固定するのが原則である。外果単独では側臥位が簡便だが、内果の固定は側臥位では困難であるため、内果も固定する必要がある場合には最初に、患側臀部に砂嚢などを入れ半側臥位とする（図4）。外果の内固定終了後、仰臥位として内果の整復固定を行う。

筆者は患側に立ち手術を行うため、モニター、Cアームは健側に置いている。術前に、術者、助手、器械出し看護師、Cアーム、モニターの配置を確認しておくと手術がスムーズである（図5）。

外果骨折の固定

外果の展開時に、浅腓骨神経がしばしば出てくるので、血管テープを用いて保護する準備をする（図6a）。単純斜骨折であることが多く（図6b）、骨把持鉗子で整復し、スクリューもしくはKワイヤーで仮固定をしてからプレートで固定する（図6c）。術者によって、骨折部をポイント型の骨把持鉗子を用いる場合と、クワガタ型の骨把持鉗子を用いる場合があるので、事前に好みの骨把持鉗子を確認すると手術がより

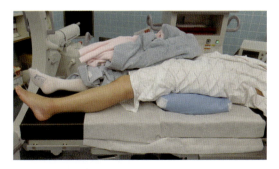

図4　外果骨折の術中体位（半側臥位）

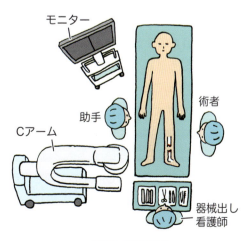

図5　術中配置

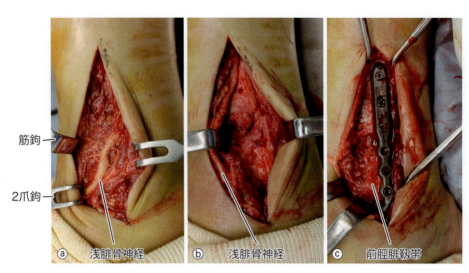

図6 外果骨折時の展開
ⓐ 浅腓骨神経　ⓑ 浅腓骨神経　ⓒ 前脛腓靱帯
（筋鉤、2爪鉤）

スムーズに進行する。

骨折部の固定は、年齢が若く骨質がよい症例はスクリューで十分固定が可能であるが、高齢者の骨粗鬆症骨や粉砕がある場合にはスクリューでの固定が困難であるため、Kワイヤーを用いることがある。術前画像での骨折部の状態および患者の年齢を考慮し、骨折部を整復後、ドリルを使用するのか、Kワイヤーを使用するのか、術前に確認すべきである。

外果終了後、前脛腓靱帯を直視下で確認し（図6c）、そのうえで遠位脛腓靱帯結合もしくは腓骨の不安定性を確認し、必要であればスクリューを1本追加することもあるので、プレート固定後もドリルをすぐに出せるようにしておく。

内果骨折の固定

足関節の安定性を確認し内果の手術を行う。

術前に内果の骨片の大きさを確認し、スクリューで固定するのか、Kワイヤーやサージカルワイヤーを用いたテンションバンドワイヤリングで固定するのかを予測し、術者とすり合わせを行う。

内果の展開時には、浅腓骨神経、大伏在静脈を同定したら血管テープで保護する。骨折部が出たら、骨把持鉗子で整復するが、三角靱帯に太めの糸を掛けると整復が容易になることがある。筆者は、1号サージロンを使用することが多い。

骨把持鉗子は、大きなポイント型の骨把持鉗子もしくはパテラ鉗子を使用するので、術前にどちらを使用するかを確認する。骨把持鉗子で整復位を保持し、スクリューもしくはテンションバンドワイヤリングで固定を行い手術終了となる。

本章のはじめにも記載したが、最も大切なことは術前計画である。看護師が、術前に画像を見て術式を予想し、そのうえで、術者の術前計画を把握することでよりスムーズな器械出しが可能となる。

第3章
心臓血管外科

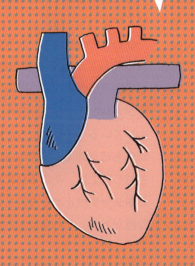

まずはここを知る！解剖図

① 心臓の構造と血液の循環

●宇野吉雅
東京慈恵会医科大学心臓外科学講座　講師

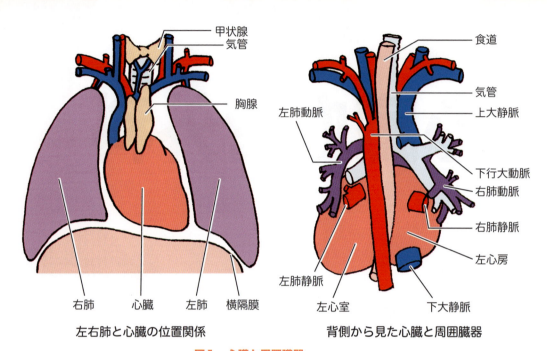

図1　心臓と周囲臓器

心臓の構造

　心臓は全身に血液を送るポンプの役割を果たしている臓器で、生命活動を維持するうえで必要な最重要臓器のうちのひとつである。胸部のほぼ正中（縦隔内）に位置しており、心膜に包まれた状態（心嚢内）にある。前面は胸骨、左右は肺、後面は気管支や食道、そして下面は横隔膜と接している。心尖とよばれる両心室の尖端は通常左下方を向いており、右心系（右心房、右心室）がやや前面、左心系（左心房、左心室）がやや背側に位置している。成人で重量はおよそ200〜300g、1分間に約60〜80回拍動し、全身と肺にそれぞれ毎分約5Lの血液を送り続けている（図1）。

　ひとつの心臓には、血液を送り出すポンプの役割をしている2つの心室があり、それぞれ右心室が肺動脈を介して両側の肺へ、また左心室が大動脈を介して全身へ、血液を同時に送り出している（時間あたりに肺と体に送り出す血流量もほぼ等しい：肺体血流比＝1）。さらに左右心室には、その手前に肺と体から戻ってくる血液を受け止める役割をしている心房という部屋があり、それぞれ左心房、右心房とよばれ

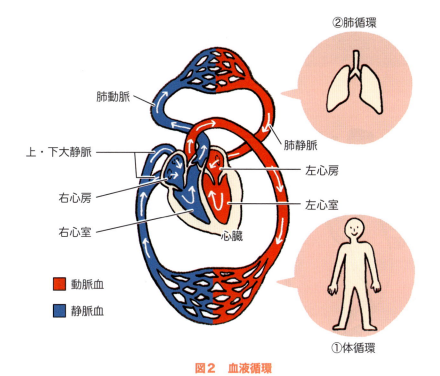

図2　血液循環

ている。したがって、正常な心臓は4つの部屋を持つ構造となっている。

血液の循環

人間の体内には2つの独立した血液循環系があり（①体循環＝左心系：動脈血が循環、②肺循環＝右心系：静脈血が循環）、心臓の形態異常がなければそれぞれを還流する動脈血と静脈血が混じり合うことはない（図2）。

まず全身の臓器・組織で酸素を使われた血液（静脈血）は上半身と下半身からそれぞれ上大静脈、下大静脈を経て右心房に入る。右心房から右心室に流入した血液は、右心室の収縮により肺動脈から左右の肺に送られる。そして肺で酸素化された血液は動脈血となり、左右肺静脈から左心房、左心室を経て再度全身に送り出されていく。この「体 → 心臓（右心系）→ 肺 → 心臓（左心系）→ 体」という循環が休みなく続けられており、これを維持しているのが心臓である（図2）。

なお、肺組織は胸部大動脈の分枝である気管支動脈血流により酸素供給を受けている（肺動脈から送られてくるのは静脈血であり酸素飽和度は低い）。したがって、人工心肺による体外循環中においても、肺静脈からの還流はなくならないことに注意。

まずはここを知る！解剖図

2 心房と心室

宇野吉雅
東京慈恵会医科大学心臓外科学講座　講師

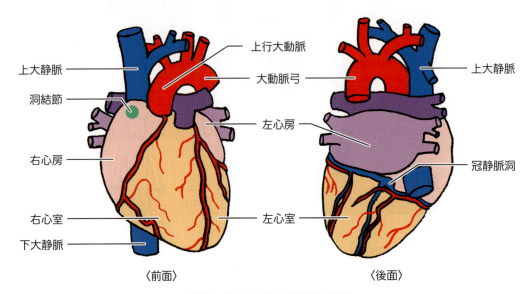

図1　心臓の構造（前面と後面）

受け止める心房と送り出す心室

　心臓には4つの部屋があり、上方（頭側）に心臓に戻ってくる血液を受け止めるための心房が、下方（尾側）にはその血液を次のところに送り出す心室がそれぞれ左右にある。

　心房は心房筋とよばれる比較的薄い心筋でできているが、強い収縮力を要求される心室は厚い心筋で覆われている（特に左心室は断面で見るとほぼ正円形をしている）。また、左右心房には心耳とよばれる袋状に突出している部位があり、形態診断などに用いられる。

　それぞれ左右の部屋を隔てている壁である心房中隔・心室中隔には、洞結節からの電気刺激が伝わる刺激伝導系が存在し、心房・心室の拡張・収縮のタイミングをコントロールしている。そのなかでも心拍をコントロールしている洞結節と、心房心室間の中継点となる房室結節は重要な部位であり、外科治療（心臓手術）においてはここを解剖学的に正確に認識することが必須となる。

　通常の開心術では「心室にメスを入れることはできるだけ避ける」という方針から、心房（特に前面にあり視野が出しやすい右心房）切開で心内にアプローチすることが多い。やむを得ず心室切開を行う場合もあるが、その場合、縫合部からの出血や破裂が起こったり、また縫合部が遠隔期に不整脈の原因になることがあるため注意が必要となる（図1）。

まずはここを知る！解剖図

3 4つの弁

●宇野吉雅
東京慈恵会医科大学心臓外科学講座　講師

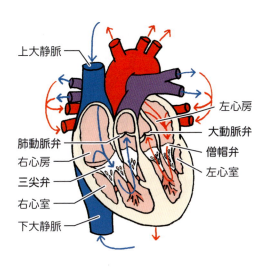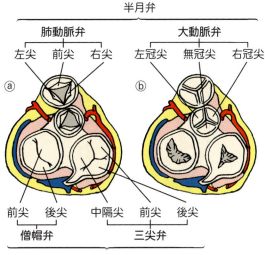

図1　4つの弁

ⓐ収縮期＝半月弁が開く。　ⓑ拡張期＝房室弁が開く。

逆流防止のために開閉する4つの弁

心臓の各部屋（右心房、左心房、右心室、左心室）の出口には、一度その部屋から送り出された血液が次の拡張に際して手前の部屋に逆流しないように、逆流防止機能としての弁構造があり、それぞれ**三尖弁**、**僧帽弁**、**肺動脈弁**、**大動脈弁**という名前が付けられている。またその形態・位置により三尖弁、僧帽弁は**房室弁**、肺動脈弁、大動脈弁は**半月弁**と分類されている。

僧帽弁のみが2尖形態（前尖、後尖）で、その他の弁はすべて3尖形態となっている。さらに房室弁である三尖弁と僧帽弁には、心室収縮期に弁尖が心房側にめくり上がらないように、腱索というパラシュートのひもに相当するものが付いており、複数の腱索をまとめる乳頭筋によって心室壁につながっている。

房室弁は心室収縮によって血流に押し広げられるように閉じるため、この腱索・乳頭筋機能が正常であることが逆流を防止するうえで重要になっている。

これに対して肺動脈弁、大動脈弁は血管壁に付いたポケット状の構造（半月様形態）をしているため、心室内圧が拡張期に陰圧になると吸い込まれるように閉鎖する。なお大動脈弁の弁尖はそれぞれ右冠（状）動脈起始部直下の右冠尖、左冠（状）動脈起始部直下の左冠尖、そして冠（状）動脈起始のない無冠尖と名前が付けられている（図1）。

まずはここを知る！解剖図

4 冠（状）動脈

宇野吉雅
東京慈恵会医科大学心臓外科学講座　講師

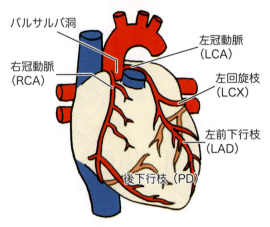

図1　冠（状）動脈

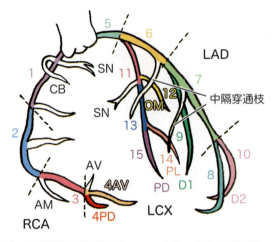

図2　冠動脈造影所見をシェーマとして示した模式図

SN：洞房結節枝、AV：房室枝、PD：後下行枝、
CB：円錐枝、AM：鋭角縁枝、OM：鈍縁枝、PL：後側壁枝、D1～2：対角枝
RCA：右冠動脈、LCX：左回旋枝、LAD：左前下行枝

心筋に酸素・栄養を供給する冠状動脈

　冠（状）動脈は心筋に酸素・栄養を供給する動脈で、大動脈基部のバルサルバ洞より左右冠（状）動脈が起始する。

　右冠（状）動脈（RCA）は洞結節を栄養する重要な枝（洞房結節枝：SN）を分枝したのち右房と右室の間隙（房室間溝）を通り、主に右心室の前面と後面に分布する枝（房室枝〔AV〕、後下行枝〔PD〕）に分かれる。

　左冠動脈（LCA）はすぐに主要な2本の左前下行枝（LAD）と左回旋枝（LCX）に分かれ、それぞれ左心室前壁と後壁の血流を担っている。

　また左前下行枝は心室中隔上を走行しており、中隔穿通枝により心室中隔を、第1、2対角枝等により左室前壁を栄養しているため、冠（状）動脈の中でも最も重要な動脈とされている。

　なお、冠（状）動脈形態は万人がすべて同じということはなく、左右冠（状）動脈の大きさのバランスや灌流領域、分枝形態などで個人差がある点にも注意が必要となる。左右冠（状）動脈にはほぼ共通となる枝に対して番号を付け表している（図1、2）。

　冠（状）動脈より心筋を灌流した血液は、他の臓器・組織と同様に、冠静脈を経て右心房後壁に開口している冠状静脈洞から右心房に戻り、全身から戻った静脈血と一緒に肺に送られることになる。この冠静脈は冠動脈に伴走して心筋表面に分布しているが、実際の手術においては成人の大部分で心表面は脂肪織を覆われているため視認しにくい場合が多い（新生児、乳児では脂肪の沈着がないためよく見える）。

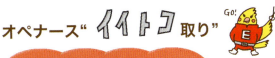

3章 手術編 心臓血管外科

① 体外循環(ECC)、補助循環(IABP・PCPS)

佐々木雄一
東京慈恵会医科大学附属病院臨床工学部

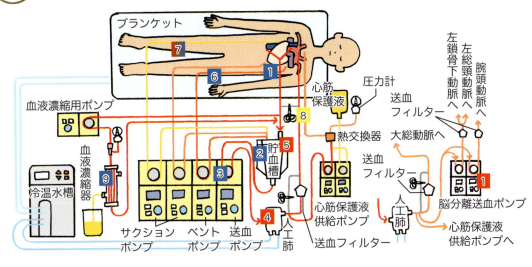

図1　人工心肺回路による体外循環の構成

①脱血回路：静脈系（上大静脈・下大静脈・右心房）から血液を取り出す　②貯血槽（リザーバー）：輸液や輸血、脱血した血液、術野出血を回収し一時的に貯留　③血液ポンプ：体外循環血流量を調整　④人工肺・熱交換器：体温（血液温度）調整、静脈血のガス交換（酸素加・二酸化炭素排出）を行い、一体型のものが多く使用される　⑤送血回路：動脈血化された血液を動脈系（上行大動脈・大腿動脈）へ送る。送血回路には、回路内に混入した異物や血液凝集物、気泡などを除去するために送血フィルターが組み込まれているが、近年では送血フィルターを内蔵した人工肺も使用されている。　⑥ベント回路：心筋の過伸展を予防するために左心房あるいは左心室から血液を排出　⑦吸引回路：術野の出血を回収　⑧心筋保護回路：心臓に心筋保護液を供給　⑨血液濃縮回路：余分な水分の除去や電解質の補正　⑩脳分離送血回路：大動脈弓部の人工血管置換術などで使用

体外循環

体外循環＝心臓（循環機能）＋肺（呼吸機能）の代行である。心臓血管外科手術を行う際、無血・静止野の確保や、心臓を虚脱・脱転して循環血液量の制限が必要な場合に、人工心肺装置を用いて体外循環を行い、生体の諸臓器に虚血などの障害が起きないようにする（図1）。

補助循環

IABP：intra-aortic balloon pumping（図2-ⓐ）

IABP（大動脈内バルーンパンピング）は、主に内科的薬物治療抵抗性の急性心不全や急性心筋梗塞などの心原性ショックなどで使用される。心臓血管外科手術においては、虚血性僧帽

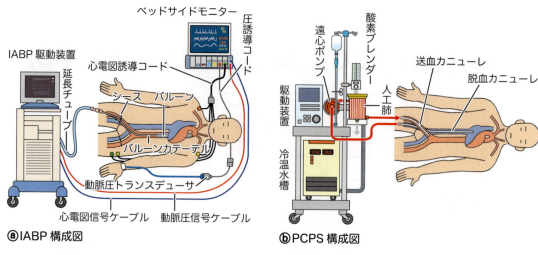

図2　補助循環
ⓐIABP構成図
ⓑPCPS構成図

弁閉鎖不全症や心室中隔穿孔、心筋梗塞の術前および術後の低心拍出量症候群（LOS；low cardiac output syndrome）などで使用される。圧補助により心臓のポンプ機能の10～15%程度をサポートする。

IABPの構成は、大腿動脈から挿入し胸部下行大動脈内に留置するバルーンカテーテル、駆動装置とバルーンカテーテルを接続する延長チューブ、ヘリウムガスを高速で移動させバルーンを拡張・収縮させるIABP駆動装置、患者の心電図・動脈圧信号を直接取り込む専用の誘導コードまたはベッドサイドモニターの出力信号を取り込む信号ケーブルからなる。

PCPS：percutaneous cardio-pulmonary support（図2-ⓑ）

PCPS（経皮的心肺補助装置）は、V-A ECMO（veno-arterial extracorporeal membrane oxygenation：静脈脱血-動脈送血）とも表現され、重症心原性ショック症例や心停止症例で使用される。心臓血管外科手術においては、人工心肺からの離脱が困難となる低心拍出量症候群などに使用される。流量補助により心拍出量の50～70%程度をサポートする。

PCPSの構成は、大腿静脈から右心房へ挿入する脱血カニューレおよび脱血回路、循環血流量をコントロールする遠心ポンプ、血液を加温冷却し酸素加する人工肺、酸素加された血液を大腿動脈へ送血する送血回路および送血カニューレからなる。人工心肺回路を小型化し簡便にしたもので、貯血槽がない閉鎖回路となるため、脱血量＝送血量となっており、循環血液容量のコントロールはできない。

照らし合わせてみよう！

術野や他の画像ではこう見えている！

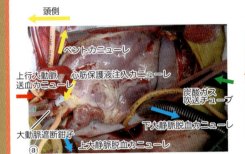
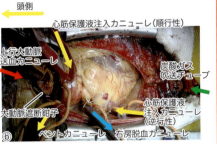

図3 体外循環中の各回路挿入
ⓐ：上・下大静脈脱血（2本脱血）、ⓑ：右房脱血（1本脱血）

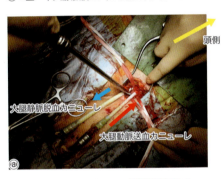
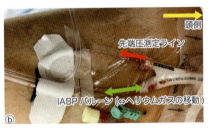

図4 補助循環のカニューレ・バルーン挿入部分
ⓐ：PCPSの大腿動静脈へのカニューレ挿入、ⓑ：IABP挿入部分の大腿部拡大

● **体外循環中の各回路挿入（図3）**
　静脈系にアクセスする専用の管であるカニューレによって脱血し、ガス交換・温度調整された血液を再び動脈系に戻すため送血カニューレが必要となる。また、心腔内の無血視野確保が必要な場合、手術中に心臓内に帰る血液を回収するためのベントカニューレを使用する。大動脈遮断後、心筋保護液注入カニューレより心筋保護液を注入し、心停止を得る。
　赤矢印：酸素化血の送血、青矢印：静脈血の脱血、黄矢印：心筋保護液注入（開心術中の心停止 ※ベントカニューレについては左心系からの脱血）、緑矢印：炭酸ガス吹送チューブ（開心術による空気塞栓低減を目的とした、心嚢内への炭酸ガス吹送）、大動脈遮断鉗子：鉗子を境に、「全身への送血」と「冠動脈への心筋保護液注入」に分かれる。

● **補助循環のカニューレ・バルーン挿入部分（図4）**
ⓐ：PCPS用送脱血カニューレ挿入の様子（カットダウン法）。カニューレ挿入方法として、セルジンガー法・カットダウン法があり、迅速性や確実性を考慮し選択される。
ⓑ：IABP挿入部分。刺入部は透明なフィルムで保護し、定期的に観察する。各接続部分は、屈曲やねじれ、接続部のゆるみや外れがないことを確認する。

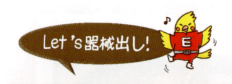

体外循環

人工心肺と各種カニューレの接続

　送脱血カニューレ挿入時は、カニューレの太さを見て血管を切開する。大動脈切開時は、圧が高く血液が噴き出し大出血を起こすため手早く挿入する。心臓の解剖学的構造から基本的にSVC（上大静脈）用脱血カニューレは曲がり、IVC（下大静脈）用はストレートを使用する。

　持針器は、大動脈・SVCには短い持針器、IVC・ベントには長い持針器を使用するなど、術野の深さに応じて長短を使い分ける。カニュレーションの針糸を掛ける時に糸を切り落とせるように、剪刀を準備しておく。人工心肺回路内に空気が存在していると空気塞栓の原因になるため、回路刺激用のチューブ鉗子のほか、シリンジや濡れガーゼなどを準備しておく。

体外循環施行時の予期せぬ人工肺入口圧上昇

　体外循環施行中は多量の抗凝固薬（主にヘパリン）が投与される。しかし、血液凝固因子や補体の活性化、蛋白変性、血小板凝集、ATⅢ低値、寒冷凝集、強アルカローシスによる赤血球膜異常などが引き起こされ、予期せぬ血液凝集が発生し、人工肺や貯血槽を交換しなければならないことがある。

　器材を速やかに交換するため、人工心肺用エマージェンシーキットの準備がない施設では、臨床工学技士に滅菌剪刀や消毒物品などの器材交換用品を手渡すとよい。

大量出血時

　術者が気づかず血液が覆布を通り抜け、手術台から床に流れ落ちる場合がある。血液をタオルケットなどで回収し重量を計り、輸血が必要かを確認する。

補助循環

IABP

●術中にIABPを挿入する場合

　鼠径部より大腿部を露出し、消毒およびドレーピングなどの準備が必要である。一般的には穿刺法により経皮的に挿入されるが、大腿動脈に手術の既往歴がある場合や拍動を触診できない場合は、カットダウン法により外科的に挿入される。また、大腿動脈の閉塞や狭窄、腹部大動脈のステントグラフト治療後または高度な蛇行がある場合は、左上腕動脈から左鎖骨下動脈を経由して挿入する方法が選択される。

●IABPが導入されている患者が入室した場合

　心電図・動脈圧信号は専用の誘導コードにより駆動装置へ接続されている。緊急手術のためIABP導入患者が入室する場合は、速やかに心電図と動脈圧がベッドサイドモニターに表示されるように準備しておかなければならない。

●手術準備中のIABPカテーテルと延長チューブ

　冠動脈大動脈バイパス手術において、静脈グラフトとして大伏在静脈を採取するために両脚を広げて固定する場合、大腿部に固定しているIABPカテーテルが屈曲しないように確認する。このとき、IABPカテーテルと延長チューブの接続コネクタに緩みがないことを確認し、延長チューブは患者の膝下を通しベッド下へ出すとよい。また、器械台を手術台に近づける場

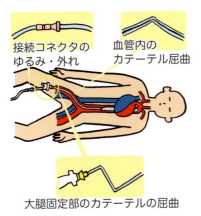

図5　IABPカテーテルの注意点

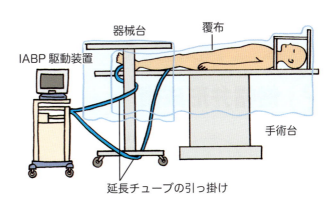

図6　IABPの延長チューブの注意点

表1　PCPSのチェックポイント：不良と原因（文献3、4より引用改変）

事象	想定されるトラブル
脱血回路の血液が異常に黒い	・循環補助流量の不足 ・人工肺や吹送ガスの停止などによる酸素加不良
送血と脱血回路で血液の色が同じ	ガス交換が行われていない
流量がほとんど出せない	血管損傷・逆接続
脱血回路が震える	循環血液量の不足により、右心房自由壁が脱血カニューレに振動的に吸い付く
遠心ポンプから音がする	遠心ポンプ劣化により「カリカリ」と摩擦音が発生する
「バッテリー駆動」が表示されている	電源コンセントが抜けている

合に延長チューブを引っ掛けないように注意する（図5、6）。

PCPS

●心臓血管手術時にPCPSを導入する場合

　臨床工学技士の1人は人工心肺を操作・記録し、もう1人がPCPSの準備・接続・操作・記録を行う。臨床工学技士の人手がない場合、輸液・輸血が必要なときやACT測定／血液検査を行いたいとき、三方活栓などの消耗品や細かな診療材料が欲しいときなどは、看護師のバックアップが必要となる。

●臨床工学技士がPCPSから目が離れている場合

　PCPSを観察し、表1に示すようなことがあれば臨床工学技士に知らせるとよい。

引用・参考文献

1）染谷忠男．"補助手段."心臓血管外科手術器械出し・外回り完全マニュアル．オペナーシング春季増刊．橋本和弘編．大阪，メディカ出版，2016，41-50．
2）上田裕一ほか．"人工心肺回路ならびに生体との接続."最新人工心肺：理論と実際．上田裕一ほか編．第5版．名古屋，名古屋大学出版会，2017，35-58．
3）安達秀雄ほか．"補助循環."人工心肺ハンドブック．改訂2版．安達秀雄ほか編．補助循環．東京，中外医学社，2009，194-237．
4）百瀬直樹．集中治療学．山口敦司ほか編．讃井將満監．東京，メジカルビュー，2018，165-72．

オペナース"イイトコ取り" Go!

本当に手術に必要な解剖図

② 僧帽弁形成術

●西岡成知
東京慈恵会医科大学心臓外科学講座

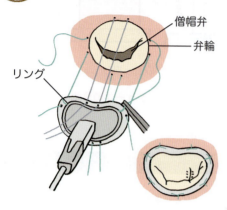

図1　僧帽弁形成術

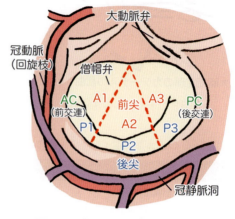

図2　大動脈弁と僧帽弁の位置関係

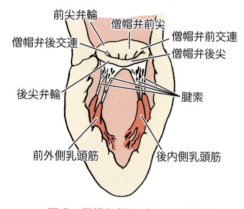

図3　僧帽弁（左心室との関係性）

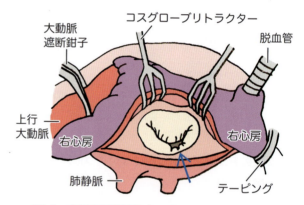

図4　右側左房切開からのSurgeon's view。
→は後尖の逸脱（Prolapse）病変を示す（文献2より転載）

僧帽弁形成術について

　ここでは、現在標準的に行われるようになった僧帽弁形成術（Mitral valve plasty；MVP）について解説する。厳密にいうと、僧帽弁の弁尖や弁下組織を触らず、弁輪にリングを掛けて弁輪を縫縮し逆流を止める術式を僧帽弁輪形成術（Mitral valve annuloplasty；MAP）といい、弁輪にリングを掛けるだけでなく、弁尖を切って縫ったり、人工腱索を立てるといった、弁尖に何らかの手を加える場合を僧帽弁形成術（MVP）という（図1）。

手術に必要な解剖のポイント

　僧帽弁手術では、僧帽弁自体をしっかりと観察することと、僧帽弁周囲の臓器との位置関

照らし合わせてみよう！

―― 術野や他の画像ではこう見えている！ ――

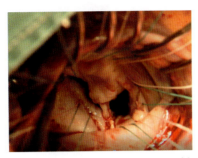
①前尖A2の腱索断裂に伴うProlapse（逸脱）病変（弁輪に糸をかけた後）

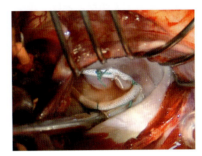
②糸を結紮後、逆流テストをして終了

図5　術中所見

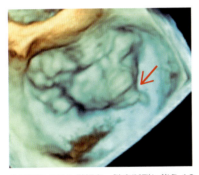
左房側から見た僧帽弁。腱索断裂に伴うA2の逸脱（Prolapse）病変を認める（矢印）。

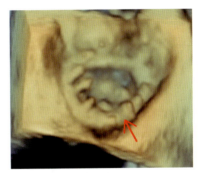
僧帽弁形成術後。弁尖の高さが合い、逆流が改善している。弁輪のリングが見える（矢印）。

図6　経食道エコー　3D画像

係をきちんと理解することが重要である（図2～4）。自分が術者になった気分で、もう一度僧帽弁の解剖を確認してほしい。

　解剖編でも触れられているが、僧帽弁は大動脈弁と線維性に連続性があり、図2のとおり、大動脈弁の位置関係とかなり近いことがわかる。前尖の弁輪に糸を掛ける際、深く掛けすぎると、大動脈弁を引っ掛けてしまい、それが原因で大動脈弁逆流症（Aortic valve regurgitation；AR）を作ってしまう可能性がある。また、後尖を取り囲むように冠動脈の回旋枝が走行していて、その周囲にも深く糸を掛けると回旋枝を結紮してしまい、術中に心筋梗塞を作ってしまう可能性が出てくる。術者は常に意識しながら、集中して慎重に僧帽弁輪に糸掛けを行っているので、そこで運針が止められると、不機嫌になる術者がいるわけだ。

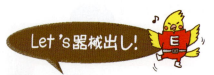

器械出し看護師にとって大切なことは、手術の手順をきちんと把握しておくこと、術者の好みの手術器械（持針器や鑷子）をあらかじめ確認しておくこと、術者の手を絶対に止めないことである。手順に関しては施設ごとに細かい"御作法"があると思うので、術者に直接確認しづらいときは、一緒に手術に入る助手の医師か、若手の医師に尋ねる（逆に若手の医師が答えられない場合には焦って手順を確認するだろうし、若手の医師の手術手順の勉強をする機会にもなるので）。

まだ器械出しに慣れていない看護師は、持針器での針の持ち方や、糸さばきなど、先輩看護師から教えてもらったうえで、自分で練習してみよう。

弁輪の糸かけ

持針器を渡す際のポイント

多くの術者は後尖側（P2）の弁輪の真ん中（6時方向）から糸掛けを始める。Backhand（逆手）で掛けるのが一般的で、そこから反時計回り（または時計回り）にかけていく。目安は後尖が7針、交連2針、前尖3〜5針で掛けている。術者がどこを掛けているかを意識しながら、それに合わせて持針器の針の持ち方を変えてみよう（図7）。術者に針を持ち換えられずに、そのまま糸を掛けられたら、あなたの勝ちだ！

糸を準備するときのポイント

弁輪に糸を掛ける際、糸が絡んだり、引っかからないように、糸の後ろ側に軽く手を添えておく（図8）か、反対側の針側を平坦で障害物がない布の上に置いておこう！（図9）

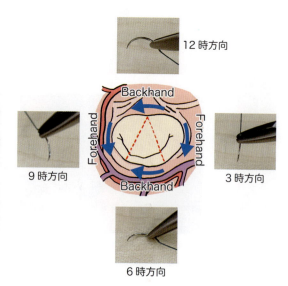

図7　僧帽弁形成術の弁輪の糸かけ
Forehand：順手、Backhand：逆手。

弁形成の際に用いるマーカーペン、尖刃、5-0モノフィラメント糸（プロリーン®など）、人工腱索用ePTFE製糸（ゴアテックス®スーチャーCV-5など）、プレジェット、人工弁輪のサイザーがすぐに出せるように準備しておく（特にサイザーがパッと出てこないといら立つ術者が多いような印象である）。

インクテスト、逆流テスト

最後にインクテスト（僧帽弁前尖・後尖のCoaptation zone〔接合帯〕をマーキングしておいて、Coaptation〔接合〕を確認する）や逆流テスト（水試験。生理食塩水またはミオテクターを用いて、左室内に水を注入して漏れがないかを確認する）を行う。その際、水試験に使う生理食塩水（またはミオテクター®）を容器いっぱいに入れておく。また容器の先端にネラトンチューブがついている場合には、チューブが抜けないようにしっかりと容器先端に差し込んでおく（図10）。

右側左房切開線を閉じるとき（多くは4-0モノフィラメント〔プロリーン®〕を使用）、"プ

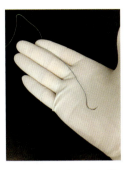

図8 糸の後ろ側に軽く手を添えておく

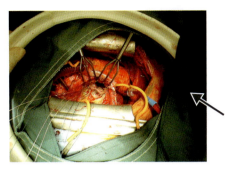

図9 布の上（矢印付近）に糸針を置いておく。糸を掛けるホルダーに引っかからないように！

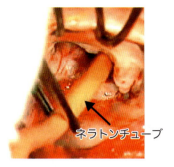

図10 逆流テスト時のネラトンチューブ

プレジェットを掛ける糸の幅

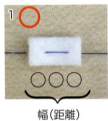

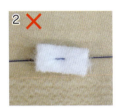

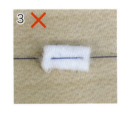

幅（距離）を統一

プレジェットの持ち方

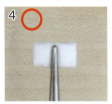

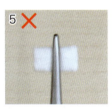

プレジェットをモスキート鉗子等で挟むときは先端が出ないように注意！

図11 プレジェットに糸を掛ける位置と持ち方

レジェット付き"を用いる際は、プレジェットに糸を掛ける位置を注意しておこう（図11）。また、追加針で4-0や5-0モノフィラメントの糸を使うことが多いので、準備しておこう。

引用・参考文献

1) Otto, C. Clinical practice. Evaluation and management of chronic mitral regurgitation. N Engl J Med. 2001, 345(10), 740-6.
2) 江石清行. 僧帽弁閉鎖不全症の説明. 長崎大学病院心臓血管外科ホームページ. http://www.nagasaki-cvs.com/images/guide/operation/04.pdf
3) Carpentier, A. et al. Carpentier's Reconstructive Valve Surgery. Philadelphia, W.B. Saunders, 2010, 55-84, 207-21.

オペナース "イイトコ取り" 本当に手術に必要な解剖図

●西岡成知
東京慈恵会医科大学心臓外科学講座

③ 大動脈弁置換術

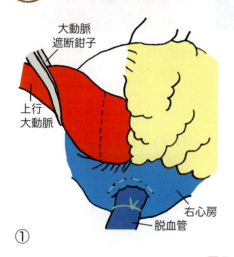
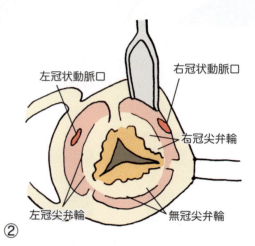

図1　大動脈弁置換術

①右冠動脈口の高さの1.5〜2cm上方で、上行大動脈に斜切開を置く。
②大動脈弁および冠動脈口を十分に展開しておく（施設により展開目的にモノフィラメント糸〔プロリーン®〕で大動脈に針糸を掛ける場合や、鉤で展開する場合もある）。

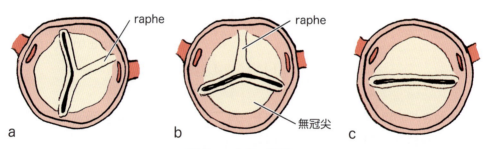

図2　二尖弁の種類
a. 左冠尖と右冠尖のみ、b. 左冠尖と右冠尖がrapheでつながった形、c. 完全に180度、180度で分かれた二尖弁。

　大動脈弁置換術（Aortic valve replacement；AVR）で用いる人工弁は機械弁と生体弁があるが、高齢者（日本では一般的に65歳以上）では生体弁を用いる。耐久年数は機械弁で一生、生体弁では15〜20年といわれている。

　機械弁は血栓予防としてワルファリンを一生内服する必要があるが、生体弁では術後3カ月のみで、後は内服しなくてよい。高齢者では転倒に伴う出血の危険性などを考えると、ワルファリンを飲まなくてすむのであれば、飲まないに越したことはない。最近では高齢者の大動脈弁狭窄症（Aortic valve stenosis；AS）症

照らし合わせてみよう！

術野や他の画像ではこう見えている！

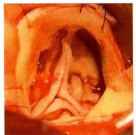
①大動脈弁および冠動脈口の観察

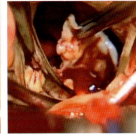
②左心室内にガーゼを挿入し、弁尖をメッツェンバウムで切除

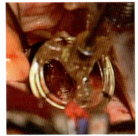
③人工弁のサイザーを用いてサイジング、弁のレプリカを用いて、弁の位置および冠動脈口との関係を確認

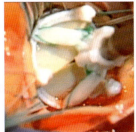
④弁輪にかけた糸を人工弁（生体弁 CEP MAGNA ease®）の弁輪にかけ、弁座に乗せたところ

図3　術中所見

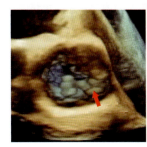
①術前。弁尖の石灰化が著明（矢印）。弁口がほとんど開いていないことがわかる

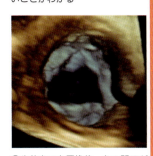
②生体弁で弁置換後。弁の開口が改善してることがわかる

図4　経食道エコーの3D画像

3章 手術編　心臓血管外科

例が増加傾向であり、今回はASに対する生体弁を用いたAVRについて触れる（図1）。

大動脈弁は三尖からなり、左冠動脈口に接する弁尖を左冠尖、右冠動脈口に接する弁尖を右冠尖、残りを無冠尖という。ASで手術をする際、弁の交連部（弁と弁の間の箇所）が癒合していたり、弁自体が石灰化していたり、また動脈硬化性病変がイソギンチャクのようにくっついている場合もある。

弁尖が発生過程で三尖に分かれず、弁尖が二枚の弁を二尖弁という（図2）。二尖弁は三尖弁と比較して劣化しやすく、ASのリスク因子になり得る。また上行大動脈の拡大（上行大動脈瘤）を合併することがある。さらに二尖弁症例では、冠動脈口の位置が低い場合や、開口異常を伴うことがあり、弁を埋め込む際、冠動脈が閉塞しないように十分に注意が必要だ。

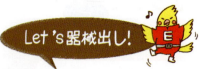

僧帽弁手術の項でも述べたが、器械出し看護師にとって大切なことは手術の手順をきちんと把握しておくこと、術者の好みの手術器具（持針器や鑷子）をあらかじめ確認しておくこと、術者の手を絶対に止めないことである。自分も術者の一部になった気持ちで、器械出しをしてみよう。

上行大動脈切開時

上行大動脈に切開を置いて、追加で順行性の選択的冠還流（心筋保護液）を行う施設では、冠動脈にうまくカニューレが入らないことがあり、先端が硬いタイプのカニューレも出せる準備をしておく。

上行大動脈に切開を置くと、多くの施設では展開用の糸（モノフィラメント糸〔プロリーン®〕）を掛ける（あるいは鉤で展開する場合もある）。すぐに糸や鉤を出せるようにしておく。

大動脈弁切開時

大動脈弁の切開の前に左心室内にコメガーゼを入れて、弁切開の際の細かな組織が左心室内に落ちても、回収できるようにする。左心室挿入用のガーゼ（例：コメガーゼ）の準備もお忘れなく！

メッツェンバウム（剪刀）で弁尖を切り取り、弁輪は CUSA などの超音波メスを使用するか、ロンジュール鉗子を用いて、脱灰する。その際、先端に付着した石灰化病変をすぐに拭き取れるように、濡れガーゼ（または先端をゆすぐための生理食塩水が入ったカップ）を用意しておく。

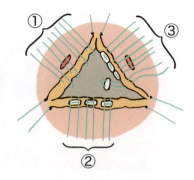

図5　弁輪の糸掛け

①プレジェットを用いず、単結紮で針糸を掛ける施設もある。
②Intra-annular position（弁輪の間に弁が置かれる形、図6）では Everting mattress suture（弁輪の上から下へ針を抜く）で糸針をかける。
③Supra-annular position（弁輪の上に弁が乗る形、図7）では Non-everting mattress suture（弁輪の下から上へ針を抜く）で糸針を掛ける。最も一般的に行われている方法。

弁のサイジングと弁置換

サイザーをすぐに出せるように準備しておく（どの弁のサイザーがあらかじめ確認しておく）。

弁のサイジングが終了し、生体弁を用いるときは、生理食塩水で洗浄する必要がある。弁の種類により洗浄時間（何分または何秒）や回数が異なるので、あらかじめ確認しておこう！あと、絶対に弁を落とさないように注意！（生体弁は1個 約100万円もする！）。

弁輪の糸掛け時

弁輪の糸掛けをする。弁の挿入位置で糸掛けの方法が異なるので、術前にあらかじめどの位置に弁を置くか、弁輪上（Supra-annular position、この位置での対応が最も広く使用されている）か、弁輪の間（Intra-annular position）かをきちんと確認しておこう（図5）。

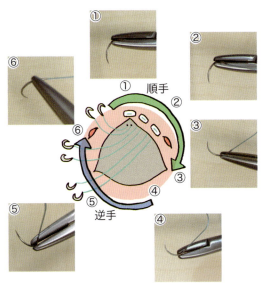

図6 Intra-annular position（弁輪の間に弁が置かれる形）

Everting mattress suture（弁輪の上から下へ針を抜く）

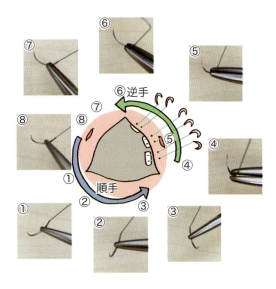

図7 Supra-annular position（弁輪の上に弁が乗る形）

Non-everting mattress suture（弁輪の下から上へまっすぐ針を抜いてくる）

謝辞：本原稿作成に際し、画像提供の協力をいただいた、東京慈恵会医科大学心臓外科学講座 坂本吉正先生・儀武路雄先生、麻酔科学講座坪川恒久先生、またご意見を頂戴した東京慈恵会医科大学病院 手術室看護師の方々に心より感謝申し上げます。

引用・参考文献

1) 幕内晴朗ほか訳．セーフティテクニック心臓手術アトラス．原書第3版．古瀬彰監訳．東京，南江堂，2005，42-58．
2) N.T.Kouchoukos. et al. Kirklin/Barratt-Boyes Cardiac Surgery. 4th ed. Philadelphia, W.B. Saunders, 2013, 541-643.

オペナース"イイトコ取り"
本当に手術に必要な解剖図

中村 賢
埼玉県立循環器・呼吸器病センター心臓外科　医長

④ 冠動脈バイパス術

　狭心症や心筋梗塞をはじめとする虚血性心疾患に対して、冠動脈バイパス手術（CABG；coronary artery bypass grafting）は内科的なカテーテル治療が奏効しない場合に必要な外科治療である。そのコンセプトは内科的な病変部への直接治療ではなく、病変部を避け（迂回し）、その先にある心筋へ血流を供給しようとするものである。動脈グラフト（内胸動脈、橈骨動脈、胃大網動脈など）や静脈グラフト（大伏在静脈）を採取し、狭窄・閉塞した部位の先の冠動脈に吻合する（図1～3）。

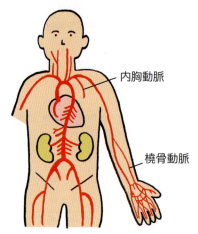
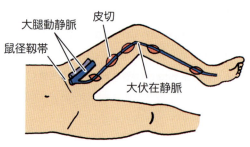

図1　グラフト採取血管

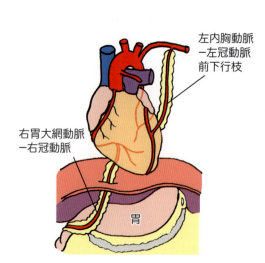

図2　冠動脈バイパス術後

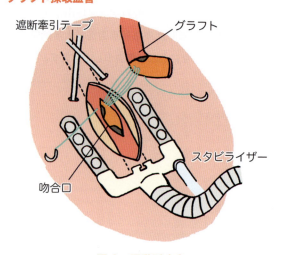

図3　冠動脈吻合
左冠動脈をスタビライザーで固定し、左内胸動脈－左冠動脈前下行枝を吻合している

照らし合わせてみよう！

術野や他の画像ではこう見えている！

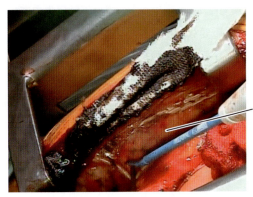

図4　左内胸動脈剝離
左内胸動脈を胸壁から剝離。電気メスや超音波メス（ハーモニックカルペル®）を使用する

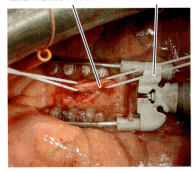
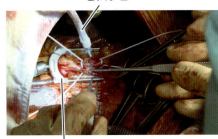

図5　左内胸動脈と左冠動脈前下行枝の吻合
前下行枝をスタビライザーで固定し内胸動脈と吻合

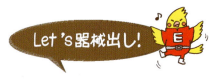

ここでは、CABGで注意すべきシチュエーションを、①グラフト採取、②視野展開、③吻合の3つの状況に対して解説する。

グラフト採取

グラフトとはCABGを行う際に必要な血管のことである。主な採取血管には動脈グラフト（内胸動脈、橈骨動脈、胃大網動脈など）、静脈グラフト（大伏在静脈）があり、このグラフト採取のクオリティーで手術の成績が決まるといっても過言ではない。

内胸動脈

　内胸動脈は、手術のすべてがこの血管にかかっているといってもよいほど重要なグラフトである。内胸動脈は鎖骨下動脈から椎骨動脈を起始した後に分岐し、胸骨の横、肋骨と肋間筋を縦走する。左右合わせ2本存在する。採取の際、術者はほぼ一人でこの作業を完結しなければならず、そのストレスも大きい。そのため、**繊細な作業を補助する工夫**が必要である。

　採取に関して、日本では超音波メス（ハーモニックスカルペル® DH105）や電気メスを使用して採取することが多い。**内胸動脈は容易に損傷しやすく、またスパスムといって雑な採取で血流が途絶する現象が起きることがある。**そのためなるべく動脈本幹への接触を避けるような手技が重要である。コアテック®や塩酸パパベリンはこのスパスムを予防するのに一役買う。

　枝の処理は、直接超音波メスや電気メスで処理するか、クリップを使って処理するか状況に応じて異なるが、**枝からの出血の際は速やかな器械の受け渡しが肝要**である。特にクリップの受け渡しは優しく、クリップの落下がないように術者に渡すように心がける。

　動脈の乾燥、スパスムなどの予防に、先のコアテック®や塩酸パパベリンなどを適宜かけられるように配慮する。採取後、末梢側を切除し先端から拡張薬を注入して内胸動脈を拡張させておく。

静脈グラフト

　下腿や大腿部から静脈グラフトを採取する。この作業は基本的に胸部の処置と異なった手技と考えるべきで、器械なども感染予防の点から必ず分けるよう心がける。

　体位は、frog leg position（蛙足）とし、消毒は下腿足先までしっかりと行う。太い静脈が必要な場合、自動吻合器を使用する場合などは大腿部から採取し、冠動脈が細かったり口径差を気にする場合は下腿から採取する。**駆血帯で下腿を縛り静脈の走行をあらかじめマーキングする**ことも重要である。

　あらかじめ用意した採取セット（各施設間で異なるため言及しない）を術者に渡し、主に1人で完結できるように補助する。心臓血管外科医としては初級医師が最初に習得する手技のため、看護サイドからのアシストを必要とする場合もあるが、冷静に教育の意味も含め大人の目で見守ってあげてほしい。

　静脈の枝の処理は血管クリップを使用するかシルクの糸で結紮するか、電気メスで凝固処理する場合が多いが、大事なのは枝抜けしないことや本幹を損傷しないことである。下腿では伏在神経が走行しているため損傷しないように注意する。

　採取した静脈はベッセルカニューレなどを挿入し、ヘパリン化生理食塩水を注入し軽く膨らませ、漏れや損傷部位がないかを確認する。

視野展開

　一般的に吻合が可能な部位としては、大まかに分けて右冠動脈では3カ所、左冠動脈では4カ所である。

右冠動脈

　視野展開は心臓下面をテンタクルズ®や心臓ネットなどを使用し持ち上げ、スタビライザーで固定することで容易に吻合ができる。

　吻合可能部位として右冠動脈本幹、後下行枝、房室結節枝の3カ所が多い。本幹は非常に太

く3〜4mmほどの径を有する。そのため冠動脈切開の際は、尖刃のメスだけでなく、ビーバーメスなどで切開部位をなぞるように開けることもテクニックの1つである。

左冠動脈

冠動脈バイパス術の最も重要なターゲットとなる前下行枝をしっかりと露出することが重要である。前下行枝の枝である対角枝も重要な枝である。これらの部位は右室と左室の境界線である前室間溝に走行しているため、同定は比較的容易である。

回旋枝のターゲットは鈍縁枝と終縁枝である。この部位はしっかりと心臓脱転する必要があり、視野展開で最も苦労する場所である。たいがい術者はこの部分の吻合は一人で行うものである。ゆえに無理のない確実な吻合ができるように時間をかけて視野づくりを行うことが肝要である。

冠動脈吻合

いざグラフト採取が済んだら、次はいよいよ冠動脈吻合である。

ターゲットとなる領域によって心臓の脱転方法が異なるが、基本的には術者が最も縫いやすい視野を手に入れるために①**心臓のポジションを整えること**、②**その際に血行動態に余裕があることの2つの兼ね合いで心臓の位置が決まる**。このときに使用するデバイスとしてスタビライザー、ハートポジショナー（スターフィッシュ®、テンタクルズ®、アーチン®など）、深部心膜牽引（リマスーチャー）などがある。

人工心肺を使用しない心拍動下冠動脈バイパス術（オフポンプバイパス）、人工心肺使用冠動脈バイパス術（オンポンプバイパス術）に大きく大別されるが、特にオフポンプの場合には視野出しに苦労するため、これらのデバイスを巧みに駆使する必要がある。

不整脈予防に電気メスの設定は低出力にする。リトラクト・オ・テープは冠血流の調整に都合がよい。吻合部の剝離、脂肪の除去にビーバーメスを使用する。切開は尖刃のメス（スピッツメス）やビーバーメスでそのまま切開する。

吻合

基本的には末梢側（心臓側）吻合の際、動脈グラフトには8-0または7-0ポリプロピレン糸、静脈グラフトには7-0ポリプロピレン糸を用いる。中枢側吻合は6-0ポリプロピレンが多く使用される。

吻合方法は、術者によるが単側吻合、側々吻合が一般的である。ポリプロピレン糸はとても切れやすく、術者が気持ちよく吻合できるように環境を整える。いったん術者が針を持ったら対側の持針器はなるべく持たないように事故防止に努める。**術者の吻合の方法、癖などを十分に理解し吻合の流れを止めない**ようにする。

中枢側吻合はさまざまな方法があるが、自動吻合器（パスポートシステム®）やエンクローズやハートストリングなどのデバイスを用いた方法、パンチャーで大動脈壁に穴をあけて縫う方法などがある。

視野出しにCO_2ブロアーを使用する場合、Flow流量や水量が適切か確認する。

吻合後は流量チェックにFlowメーターを使用する。グラフトの種類に応じてサイズを調節する。

参考文献
1) 冠動脈外科の要点と盲点. 髙本眞一監, 坂田隆造編, 第2版, 東京, 文光堂, 2012, 340p, (心臓外科 knack & pitfalls).

オペナース"イイトコ取り"
本当に手術に必要な解剖図

⑤ ステントグラフト内挿術

●墨 誠
埼玉県立循環器・呼吸器病センター心臓血管外科　血管外科科長

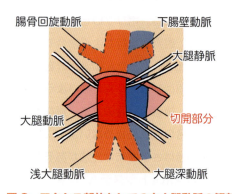
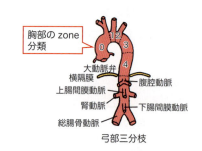

図1　腹部大動脈瘤と胸部大動脈瘤に対するステントグラフト術の適応

図2　アクセス部位としての右大腿動脈の解剖

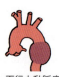

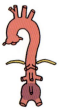
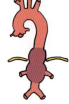

図3　各部位の大動脈瘤

　腹部大動脈瘤および胸部大動脈瘤は、以前は開腹または開胸下での人工血管置換術しか治療方法がなかった。しかし、ステントグラフトの登場で、鼠径部にある大腿動脈からアプローチすることで低侵襲な治療が行えるようになった。特に胸部大動脈瘤は、体外循環を用いず治療することが可能である。

照らし合わせてみよう！

術野や他の画像ではこう見えている！

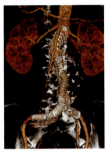
図4 腹部大動脈瘤に対するEVAR

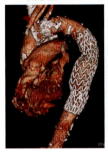
図5 胸部下行大動脈瘤に対するTEVAR

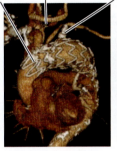
腕頭動脈開窓型ステントグラフト／左右頸動脈バイパス
図6 右頸動脈-左頸動脈バイパス（デブランチ）＋腕頭動脈 開窓型TEVAR（zone 0 landing）

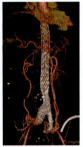
鎖骨下動脈プラグ塞栓
図7 胸腹部大動脈瘤に対する腹部デブランチステントグラフト内挿術

①腹部大動脈瘤（図4）

腎動脈下に中枢固定部分が10～15mmあれば、腹部ステントグラフト内挿術（EVAR）のよい適応である。腸骨動脈瘤を伴う場合は、エンドリーク（p.142、図11）予防のために内腸骨動脈をコイルやプラグなどで塞栓を行い治療する。さらに、最近では、内腸骨動脈を温存するためのステントグラフトも使用可能となった。

②下行大動脈瘤（図5）

胸部ステントグラフト内挿術（TEVAR）を行う場合、中枢側の留置部位（landing）によってzone0～4に分類しているが、胸部下行すなわちzone3～4においては、中枢および末梢の固定部分（ネック）を得やすいため、最もよい適応と考える。

③弓部（遠位弓部）大動脈瘤（図6）

TEVARは、動脈瘤の中枢および末梢に20～25mm以上の正常血管が必要である。そのため、中枢の固定部分が得られにくい弓部（遠位弓部）動脈瘤にTEVARを行うには限界がある。固定部分を作るために、頸部分枝（頸動脈や鎖骨下動脈）をバイパスし、zone1や2までTEVARを行うこともある（デブランチTEVAR）。

また、同様に固定部分を得るために頸部分枝からカバードステントを挿入しエントツを建てるようにzone0までTEVARを行うこともある（チムニーTEVAR）。特殊な開窓型ステントグラフトを使用する場合もあり、今後弓部大動脈瘤に対して枝付きTEVARが行われる可能性もある。

④胸腹部大動脈瘤（図7）

動脈瘤が腹部内臓分枝を巻き込んだ胸腹部大動脈瘤の場合、腹部内臓分枝（腹腔動脈、上腸間膜動脈や腎動脈）を閉塞させなければ治療が困難な場合もある。そのため、この部位にステントグラフト内挿術を行う場合、腹部内臓分枝をバイパスしステントグラフト内挿術を行う必要がある。今後、穴あきステントグラフトや枝付きステントグラフトを使用し治療する時代がくるかもしれないが、まだ臨床研究段階である。

しかし、すべての大動脈瘤がステントグラフトで治療できるわけではなく、動脈瘤の中枢および末梢にステントグラフトを固定可能な血管（ランディングゾーン）が必要である。そのため、解剖学的適応を満たした患者が適応となる（図1）。

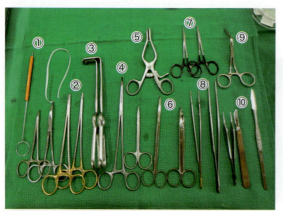

図8 大腿動脈を剥離、縫合するための器械（末梢血管縫合セット）

①血管テープ、タニケット、②ヘガール持針器、③筋鉤、④直角鉗子（ライトアングル）、⑤アドソン開創器、⑥メッツェンバーム、⑦糸把持鉗子、⑧ジェラルド鑷子、ドベーキー鑷子、⑨末梢遮断鉗子、⑩メス。

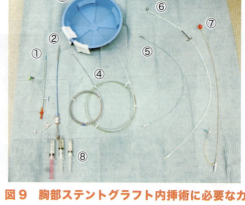

図9 胸部ステントグラフト内挿術に必要なカテーテル類

①シース、②ステントグラフト用シース（ドライシース）、③カテーテルトレイ、濡れガーゼ、④ラジフォーカスガイドワイヤー、スティッフワイヤー、⑤KMPカテーテル、⑥マカー付きピッグテールカテーテル、⑦タッチアップ用バルーン、⑧シリンジ（ロック付き・ロックなし、フラッシュ用・造影用〔2倍希釈〕・バルーン拡張用〔4倍希釈〕）。

ステントグラフト内挿術は鼠径部を切開し、大腿動脈から挿入する。大腿動脈は、ほかの心臓血管手術でもアクセス部位として重要である（図2）。大動脈瘤はその部位により、名称がある。通常のステントグラフト内挿術は、胸部下行大動脈瘤や腹部大動脈瘤が適応となる（図3）。

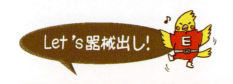

準備器械・物品

ステントグラフトは、大腿動脈から挿入することが多いため、基本的には大腿動脈を切開・縫合可能なセットがあればよい。アクセス不良の場合、腸骨動脈や腹部大動脈から挿入することがあるため、開腹人工血管置換術用のセットが必要になる。また、血管内治療であるため、カテーテル・ガイドワイヤーなどの知識が必要となる（図8、9）。

術中技術編

ステントグラフト術は、透視装置を使用した特殊な手術であるため、ほかの手術に加えて、器械出しおよび外回り看護師が気をつけるポイントがある。

大腿動脈シース挿入

EVARおよびTEVARとも鼠径部を切開し大腿動脈を露出しテーピングし、7Frシースを挿入する（図10）。EVARは両側からステントグラフトを挿入するため、両側とも大腿動脈を確保するが、TEAVRは、反対側の大腿動脈あるいは上腕動脈に造影用の5Frシースを経皮

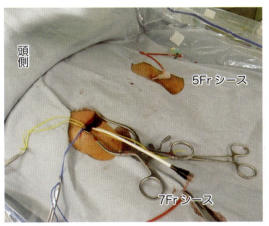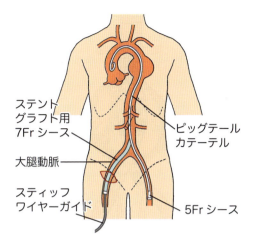

図10 大腿動脈にシースを挿入（TEVER）
鼠径部を3～5cm切開し、大腿動脈の中枢側・末梢側をテーピング（図2）したら、カットダウンした右大腿動脈に7Frシースを、左大腿動脈に経皮的に5Frシースを挿入する。5Frシースは造影カテーテル挿入用として用いる。

的に挿入する場合が多い。

器械出し看護師は、通常の手術器具（末梢血管縫合セットなど）に加えカテーテル関連の物品を準備する必要がある。外回り看護師は、TEAVRおよびEVARに必要なシース、スティッフワイヤー（ステントグラフト用の硬いワイヤー）、カテーテルが器械出し看護師に渡っているかを確認する。

ハイブリッド手術室では、手術用ベッドが動くため心電図、膀胱用カテーテル、電気メス、吸引などが可動の妨げにならないかを確認する。電気メスは、大腿動脈が確保された後は、閉創まで使用しないため、コネクターを外す施設が多い。

ステントグラフト挿入後、閉創

術前造影を行い、術前サイジング、治療計画で問題ないかを確認する。スティッフワイヤーを用いて、至適なサイズのステントグラフトを選択し挿入する。透視画像を見ながら、至適な位置でステントグラフトを展開する。展開後は、バルーンでステントグラフトをタッチアップ（拡張させて血管に密着させる）する。器械出し看護師は、カテーテルを交換するときなどは、カテーテル内に血栓が付かないようにヘパリン生理食塩水でフラッシュする。扱う物品の長さが60～150cmあるため、不潔にならないように十分に注意する。ワイヤ操作は、濡れたガーゼと乾いたガーゼが必要となるため、たたんで準備しておく。

ピッグテールカテーテルで造影しエンドリークがないことを確認する。エンドリークがなければ、挿入部の大腿動脈を遮断鉗子でクランプし、5-0ポリプロピレン糸を用いて縫合閉鎖し閉創する。このとき、外回り看護師は血管縫合や創閉鎖時は、無影灯をつける。電気メスのコネクターがつながっていることを確認する。エンドリークがあった場合、ステントグラフトを追加する場合もある。アクセス血管の破裂の場合には、開腹人工血管置換セットなどが必要になる場合もある。

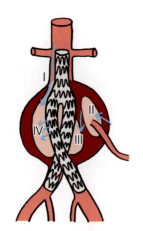

図11　エンドリークの分類（文献2を改変）

Type Ⅰ：ステントグラフトと宿主大動脈との接合不全にもとづいたリーク。
Type Ⅱ：大動脈瘤側枝からの逆流に伴うリーク。
Type Ⅲ：ステントグラフト－ステントグラフト間の接合部、あるいはステントグラフトのグラフト損傷などに伴うリーク。
Type Ⅳ：ステントグラフトのporosityからのリーク。
Type Ⅴ：画像診断上、明らかなエンドリークは指摘できないが、徐々に拡大傾向をきたすもので、Endotensionともよばれる。

エンドリーク

　ステントグラフト内挿術には、エンドリークという特有の合併症がある（図11）。エンドリークは、ステントグラフト留置後に大動脈瘤内へ血流の漏れがある状態である。その分類は、発生原因よりType Ⅰ～Ⅴに分類される。術中のエンドリークで問題となるものは、Type ⅠとⅢであり、再度のバルーンによるタッチアップや追加のステントグラフトなどの処置が必要となる。

　経過観察でのエンドリークは、主に造影CT検査により診断する。一般的に経過観察で、ステントグラフト内挿術後に動脈瘤径が5～10mm以上増大した場合に、エンドリークに対する追加治療（二次処置）が必要となる。

引用・参考文献

1）墨誠ほか．"胸部ステントグラフト内挿術"．心臓血管外科手術器械出し・外回り完全マニュアル．橋本和弘編．オペナーシング春季増刊．大阪，メディカ出版，2016，169-79．
2）日本循環器学会．大動脈瘤・大動脈解離診療ガイドライン（2011年改訂版）．http://www.j-circ.or.jp/guideline/pdf/JCS2011_takamoto_h.pdf（2018年4月閲覧）
3）日本ステントグラフト実施基準管理委員会ホームページ．http://www.stentgraft.jp/（2018年4月閲覧）
4）大木隆生編．胸部大動脈瘤ステントグラフト内挿術の実際．東京，医学書院，2009，159p．
5）大木隆生編．腹部大動脈瘤ステントグラフト内挿術の実際．東京，医学書院，2010，326p．

第4章
脳神経外科

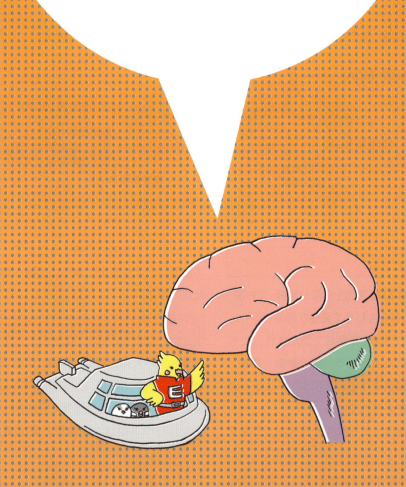

まずはここを知る！解剖図

1 脳表の解剖の基本

●大島聡人
NTT東日本関東病院脳神経外科

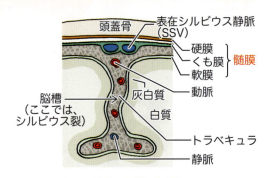

図1　髄膜、脳槽の解剖
この図では、シルビウス裂を示した。頭蓋骨の直下に硬膜が存在し、硬膜を切開するとくも膜と軟膜に覆われた脳表が観察できる。くも膜を鋭的に切開することで、脳槽に至る。

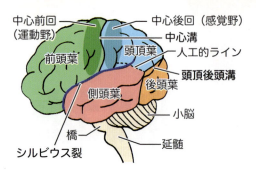

図2　脳表解剖
4つの脳葉は、3つの脳溝と人工的ラインで分けられる。今回は簡略化し、最も重要な中心溝の前後の脳回の機能のみ表した。

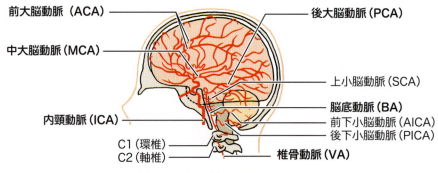

図3　脳動脈の走行（側面）

髄膜の解剖

　脳表面の膜構造は、表面から順に硬膜・くも膜・軟膜があり、三者を合わせて髄膜と呼ぶ（図1）。軟膜とくも膜の間は脳脊髄液で満たされ、くも膜下腔（脳槽）とよばれる。脳の動脈・静脈・脳神経はこの脳槽に存在し、トラベキュラとよばれる支柱で支えられている。

　脳動脈の手術は、くも膜やトラベキュラをマイクロ剪刀で鋭的に切断することで、術野を広く展開し、より安全に深部の術野へ到達することができる。

脳溝の解剖

　外表面の大脳皮質は、脳溝（中心溝、シルビウス裂、頭頂後頭溝）と人工的ラインによって前頭葉・側頭葉・頭頂葉・後頭葉に区別される（図2）。

　シルビウス裂は、前頭葉と側頭葉を分ける

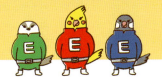

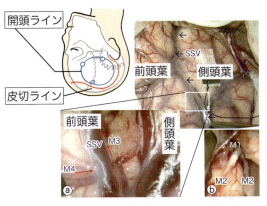

図4 前頭側頭開頭術（右）

脳神経外科の手術で最も頻用される前頭側頭開頭では、シルビウス静脈（SSV）が術野の中央付近を走り（青矢印）、前頭葉と側頭葉がこれに分けられるような術野になる。脳表のM4を目印として、これを近位に追うようにシルビウス裂の開放を進めると（ⓐ赤矢印）、M3、M2、M1とMCAの近位部に至り、脳深部も露出できる（ⓑ）。

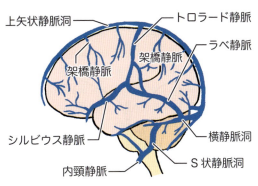

図5 脳静脈の走行（側面）

表在性脳静脈系は、トロラード静脈やラベ静脈を介して横静脈洞に流出する。そのほか、シルビウス静脈からは4つの導出ルートがある。

境界線であり、その表面には通常3本前後の表在シルビウス静脈（SSV）が走行している。手術においてシルビウス裂が重要であるのは、①術野のランドマークとなること、②シルビウス裂を開放することで、脳実質に切り込まずに動脈瘤や脳深部へアプローチできること、の2点に集約される。

中心溝は前頭葉と頭頂葉を分ける脳溝で、前方では中心前回（運動野）、後方では中心後回（感覚野）と、非常に重要な脳回が存在する。中心溝を術中に外見で特定するのは困難なので、その判断が重要な場合には脳表電極を用いた体性感覚誘発電位（SEP）という生理学的検査で同定することもある。

脳血管の解剖

脳神経外科の手術では、脳表から深部に到達する手段として、脳表の末梢の動脈を中枢側に追う形で手術が進行していくことが多い（図3）。例として、シルビウス裂には中大脳動脈（MCA）が走行しており、脳表ではMCAの末梢枝（M4）がシルビウス裂から出てくる部位が確認できるので、このM4を中枢に追うようにシルビウス裂を開放していくことで、MCAの中枢や脳深部に到達できる（図4）。

静脈は術野のランドマークとなること、架橋静脈の走行によって術野が規定されること、また静脈洞損傷時には多量の出血をきたすことなどから、その認識は重要である（図5）。

引用・参考文献

1) 片山容一ほか．前頭葉・頭頂葉．東京, メジカルビュー社, 2010, 3-19, (ビジュアル脳神経外科, 1).
2) Rhoton, AL. RHOTON 頭蓋内脳神経解剖と手術アプローチ. 松島俊夫ほか監訳. 東京, 南江堂, 2017, 38-45.
3) 木内博之編. 脳動脈瘤：外科治療の最前線！エキスパートのテクニカルノート. 木内博之監. 東京, 三輪書店, 107-12, (プライム脳神経外科, 1).
4) 宜保浩彦ほか編著. 臨床のための脳局所解剖学. 東京, 中外医学社, 2000, 219p.
5) 上山博康ほか. 脳動脈瘤手術：基本技術とその応用. 東京, 南江堂, 2010, 354p.

まずはここを知る！解剖図

2 脳内部および脳神経の解剖

●本間博邦
NTT東日本関東病院脳神経外科

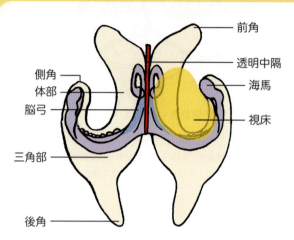

図1　側脳室の解剖

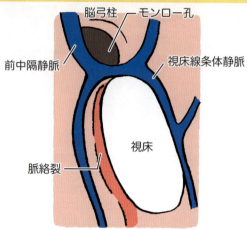

図2　側脳室体部の局所解剖

　脳内部の解剖で特に重要な脳室系の解剖と脳神経（脳幹を含む）の解剖について、成書に出てくる解剖図と実際の手術所見（顕微鏡下）を関連付けてイメージできるように概説する。脳外科手術においては、顕微鏡下で拡大された"局所"解剖を理解することだけではなく、全体の"系"をイメージすることも等しく重要である。

脳室系の解剖

側脳室と第3脳室

　左右どちらの側脳室も視床の周りを覆うようなC字形の空洞で、大脳の深部に位置している。いずれの側脳室も前角、側角、後角、体部、三角部の5つの部分に分けられる。脳室壁は主として視床、透明中隔、深部大脳白質、脳梁と視床の周りを覆う2つのC字形構造をもつ尾状核と脳弓で構成される（図1）。

　側脳室や第3脳室への手術アプローチは、局在が頭蓋内腔の中心に近く深い位置であることに加え、その弯曲した形態、交通口が狭く閉塞しやすいこと、脳室壁には重要な運動・感覚・視覚経路や生命維持に必要な自律神経や内分泌中枢があること、などの理由で困難なケースが多い。

　左に大脳鎌、右に前頭葉を見ながら大脳縦裂の剝離を深部に進めていくと、並行して走る両側の前大脳動脈遠位部を確認できる。これらの動脈の間で脳梁を確認する。脳梁は側脳室の上壁にあたり、これを吸引すると側脳室に入る。

　側脳室内ではモンロー孔、静脈系（前中隔静脈、視床線条体静脈）、脳室壁を構成する神経組織（脳弓、視床など）を指標として脳室全体の構造をイメージする。典型的な脳室内の正常局所解剖を示す（図2）。実際の手術では、腫瘍や血腫などの占拠性病変により正常構造が歪

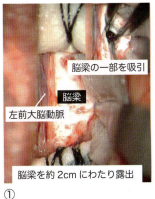
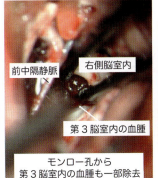
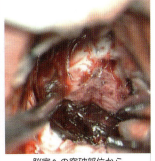
① 脳梁を約2cmにわたり露出
② モンロー孔から第3脳室内の血腫も一部除去
③ 脳室への穿破部位から視床内血腫へ到達

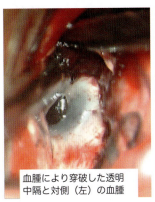
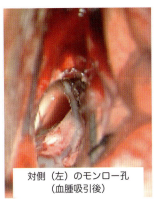
④ 血腫により穿破した透明中隔と対側（左）の血腫
⑤ 対側（左）のモンロー孔（血腫吸引後）

図3　右視床出血・脳室穿破に対する開頭血腫除去術の一例

められていることが多く、病変を部分的に摘出しながら正常解剖の指標となる上記の構造を一つ一つ確認することでオリエンテーションをつけていく。

図3に右視床出血・脳室穿破に対する開頭血腫除去術の術中写真を示す。実際の症例では正常解剖をすべて視認することは困難なことが多いが、正常解剖を念頭に置いて一つ一つの解剖構造を確認していくことが脳室内のオリエンテーションをつけるうえで重要である。

第4脳室

第4脳室は、小脳半球と脳幹の間に存在するテント型をした正中部の幅広い空間である。吻側（上）では中脳水道を通して第3脳室へ通じ、尾側（下）ではマジャンディ孔を通じて大槽へ通じ、外側はルシュカ孔を通して小脳橋角部へと交通している（図4）。

第4脳室病変に対しては後頭骨を開頭して小脳延髄裂（CMF）を開放し、小脳扁桃を持ち上げることで到達できる。この際、第4脳室底は脳幹を背側から見た構造であり、そこには重要な神経核が密集して存在し、それらの神経核を損傷すると重篤な神経学的合併症を生じうるため、術中神経モニタリング併用下で手術を行うことが一般的である。

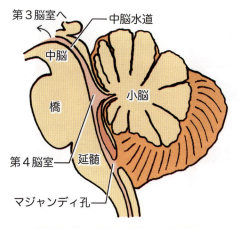

図4　第4脳室の解剖（矢状断）

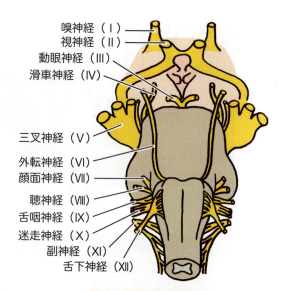

図5　脳神経と脳幹

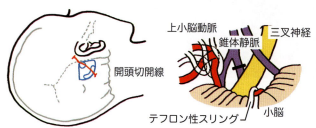 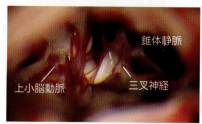

図6　右三叉神経痛に対する微小血管減圧術の一例

脳神経と脳幹の解剖

　脳神経は延髄より上位の脳（第1〔嗅神経〕、第2〔視神経〕以外の脳神経は、それぞれ対応する脳幹部の神経核）から出る12対の末梢神経である。それぞれの機能については成書を参考にしてもらいたいが、各脳神経が脳幹に出入りする高位は押さえておく必要がある。上から順に中脳レベルではⅢ、Ⅳ、橋レベルではⅤ、Ⅵ、Ⅶ、Ⅷ、延髄レベルではⅨ、Ⅹ、Ⅺ、Ⅻとなる（図5）。

　脳神経が関与し手術適応となる病態としては、各神経鞘に由来する腫瘍（神経鞘腫）や、蛇行した血管が神経の根元を圧迫することで症状を呈する疾患（三叉神経痛、顔面痙攣など）が代表的である。

　右三叉神経痛に対する微小血管減圧術の術中写真を図6に示す。三叉神経の根元（REZ）で拍動性に神経を圧迫する上小脳動脈をテフロン性スリングで移動・固定し、神経から血管を遠ざける（＝減圧）手術である。

参考文献
1) Rhoton, AL．RHOTON 頭蓋内脳神経解剖と手術アプローチ．松島俊夫ほか監訳．東京，南江堂，2017，228，432．
2) 宜保浩彦ほか編著．臨床のための脳局所解剖学．2011，東京，中外医学社，162．

4章 手術編 脳神経外科

オペナース"イイトコ取り" 本当に手術に必要な解剖図

●井上智弘
NTT東日本関東病院
脳神経外科部長・脳卒中センター長

① 脳動脈瘤クリッピング術

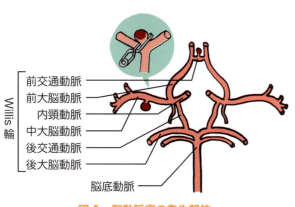

図1　脳動脈瘤の発生部位

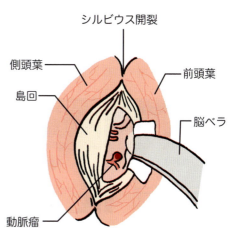

図2　経シルビウス裂アプローチ

　脳動脈瘤クリッピング術は、開頭して動脈瘤の根本をクリップで留めて、動脈瘤への血流を止める手術である。本稿では、右前頭側頭開頭による経シルビウス裂アプローチによる前交通動脈瘤および中大脳動脈瘤クリッピング術（図1、2）を例に、実際の手術写真を手術の流れに沿って提示し、脳動脈瘤手術の解剖を説明する。

　症例は40歳代女性、右中大脳動脈と前交通動脈部に未破裂動脈瘤があり、右前頭側頭開頭で、両方ともクリッピングを行った。

シルビウス裂の開放（図3）

　ドリルで平坦化した蝶形骨部に押し付けるように硬膜を翻転する。シルビウス裂（前頭葉と側頭葉の間）が術野中央に見える（図3-ⓐ）。脳ベラで側頭葉、前頭葉をそれぞれ牽引し、引き伸ばされた前頭葉—側頭葉間を係留するくも膜を、吸引管で微妙にその緊張を調節しつつ、マイクロ剪刀で切離し、シルビウス裂を開放する（図3-ⓑ）。

　ある程度開放されたシルビウス裂の内側面に、綿片を滑り止めと脳保護に使いながら、脳ベラで、前頭葉、側頭葉ともに、こまめに牽引しなおして、まだ開放されていない頭蓋底方向を操作する（図3-ⓒ）。シルビウス裂が広く開放され、中大脳動脈のM2部分の上行枝（向かって左）、下行枝（同右）が島回の上を並走しているのが見える（図3-ⓓ）。

動脈瘤の露出とクリッピング（図4）

　前頭葉の脳ベラでの牽引をさらに奥に進め、右の前頭葉直回と左の前頭葉直回の間に埋まり、かつ左右の視神経の交わる視神経交叉の直

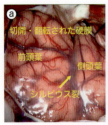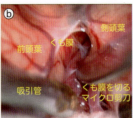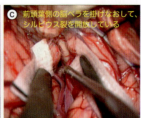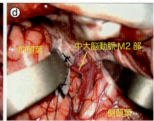

図3　シルビウス裂の開放

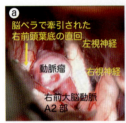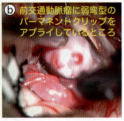 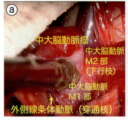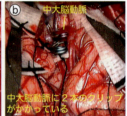

図4　動脈瘤の露出とクリッピング　　　**図5　クリップ後の確認**

上の動脈瘤を、右の前頭葉直回をやや強く引いて、露出したところである（図4-ⓐ）。

前交通動脈瘤周囲の血管を剝離した後、弱弯型のパーマネントクリップをアプライ（クリッピング）しているところである（図4-ⓑ）。

クリップ後の確認（図5）

近位中大脳動脈をM1部、遠位中大脳動脈をM2部といい、主に2本に分かれ、前頭葉側をM2上行枝、側頭葉側をM2下行枝という。術野で、ずっと浅い、シルビウス裂内の中大脳動脈分岐部で、中大脳動脈瘤の周囲を剝離、露出し、動脈瘤頸のすぐ近位のM1より、外側線条体動脈という穿通枝を確認しているところである（図5-ⓐ）。

クリッピング時にこの穿通枝が絞扼されると、麻痺が残りうるので、十分な確認が必要で、クリップ前後でmotor evoked potential（MEP：運動誘発電位）といった電気生理学モニターで術側反対手の筋電図を確認するのは、この穿通枝の無事を確認している場合が多い。

中大脳動脈瘤クリップ後の術野の弱拡大での様子である（図5-ⓑ）。止血を確認し、先述のMEP等に変化のないことを確認し、閉頭作業に入る。

照らし合わせてみよう！

術野や他の画像ではこう見えている！

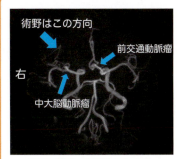

図6 術前の頭蓋内MRA

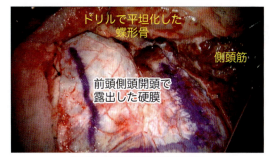

図7 顕微鏡下の術野画像
蝶形骨をドリルで削り、頭蓋底側を平坦にしたところ

　図6は、術前の頭蓋内MRA全体を患者の下から見上げたものである。向かって左側が患者右で、実際の術野はこの写真の右前からみていることになる。図7は、図6の矢印の方向に開頭し、顕微鏡下に術野を見ているところである。皮弁、側頭筋を切離、頭蓋底側に翻転後、前頭葉、側頭葉がほぼ等分に出るように開頭を行った後、顕微鏡を導入し、蝶形骨をドリルで削り、頭蓋底側を平坦にしたところである。硬膜切開予定線がマーキングペンで示されている。図3-ⓓは、同術野で、顕微鏡下に、シルビウス裂を前頭蓋底まで広範に開放したところである。

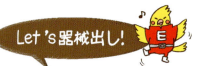

　吸引管、マイクロ剪刀、マイクロ鑷子（バイポーラ鑷子）、脳ベラを適宜組み合わせて、前頭葉と側頭葉の間を係留するくも膜を切離し、脳血管および動脈瘤の存在する脳槽（cistern）を広く開放し、動脈瘤に近づき、クリップをする。その際、小さい出血をきたしたときは、ゼラチン貼布剤（ゼルフォーム®）の小片で圧迫止血したり、脳ベラの牽引時に小綿片を脳保護に置く。頻用されるサイズをあらかじめ用意して並べておくと手術がスムーズになる。

　動脈瘤周囲の操作時には、破裂もありえるので、術者、器械出し看護師ともによりいっそう緊張感が走り、慌ただしくなりがちである。親動脈の一時遮断のためのテンポラリークリップや、最終クリップ（パーマネントクリップ）を予想して、パーマネントクリップの選定・用意等が必要となるため、早めに相談して、とりあえず、数種クリップをすぐ出せる用意しておく。

オペナース"イイトコ取り"Go!
本当に手術に必要な解剖図

●苗村和明
NTT東日本関東病院脳神経外科　医長

② 開頭脳腫瘍摘出手術

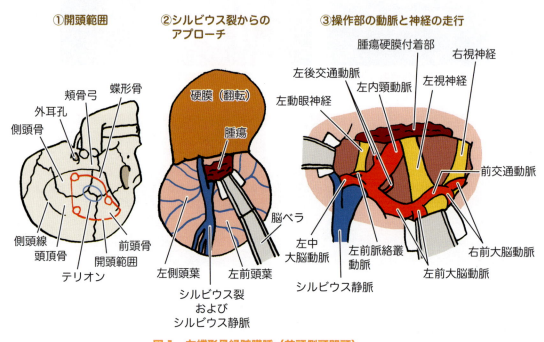

図1　左蝶形骨縁髄膜腫（前頭側頭開頭）

　脳腫瘍は種類が多く発生部位もさまざまであり、ここですべてを網羅することは不可能である。そこで、遭遇する機会が比較的多くかつ術野理解が難しいと思われる代表的な解剖図3点について解説する。

左蝶形骨縁髄膜腫（前頭側頭開頭）（図1）

　前頭側頭開頭は、脳神経外科手術で最も頻繁に行われるアプローチ法である[1]。前頭骨・側頭骨・頭頂骨・蝶形骨から成るテリオンを中心に開頭し、顕微鏡下に前頭葉と側頭葉の間（シルビウス裂）を分ける。

　深部には前方より順に視神経、動眼神経が存在し、その間を内頸動脈が走行する。内頸動脈は後交通動脈、前脈絡叢動脈を分岐した後、視神経に向かう前大脳動脈とシルビウス裂に向かう中大脳動脈とに分岐する。腫瘍摘出の際はこれらを損傷しないように注意を要する。

嗅窩部髄膜腫（前頭開頭）（図2）

　前頭部正中に開頭を置き、顕微鏡下に両側前頭葉の間（半球縦裂）を分けていく。浅部で両側嗅神経が、深部で両側視神経および視交叉が

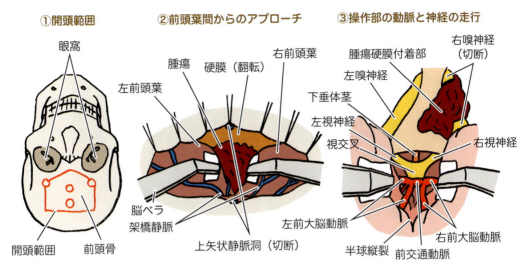

図2 嗅窩部髄膜腫（前頭開頭）

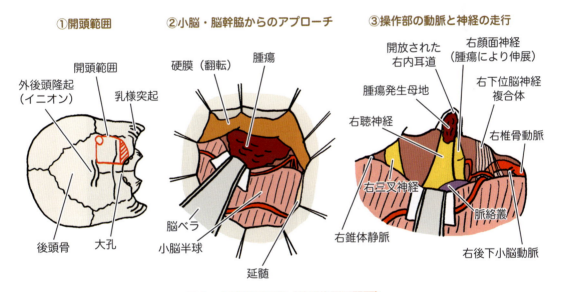

図3 右聴神経腫瘍（外側後頭下開頭）

認められる。両側視神経の奥には下垂体茎も確認できる。

　左右の前大脳動脈は視交叉上で前交通動脈を介して交通した後、各々半球縦裂を上行する。嗅窩部髄膜腫は嗅神経が走行する溝（嗅窩）から発生するため、しばしば同側嗅神経を犠牲にする必要がある。

右聴神経腫瘍（外側後頭下開頭）（図3）

　乳様突起やイニオンを目印に耳の後ろを開頭する。小脳を牽引した奥を、上方より順に三叉神経、顔面神経および聴神経、下位脳神経複合体（舌咽神経、迷走神経、副神経からなる）が走行する。下位脳神経複合体近傍を椎骨動脈が

照らし合わせてみよう！
―術野や他の画像ではこう見えている！―

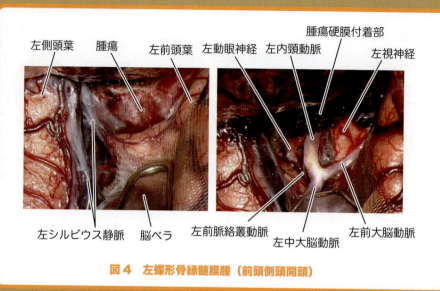

図4　左蝶形骨縁髄膜腫（前頭側頭開頭）

　図4は、左が腫瘍摘出前、右が腫瘍摘出後の術野写真である。腫瘍はほぼ全摘されており、その後には**図1**に示した通りの解剖所見が認められる。

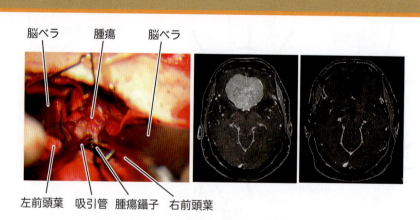

図5　嗅窩部髄膜腫（前頭開頭）

　図5の左は術中写真であり、両前頭葉の間から腫瘍が見える。また、真ん中は術前の、右は術後の頭部造影MRI画像だが、腫瘍はほぼ全摘されていることがわかる。

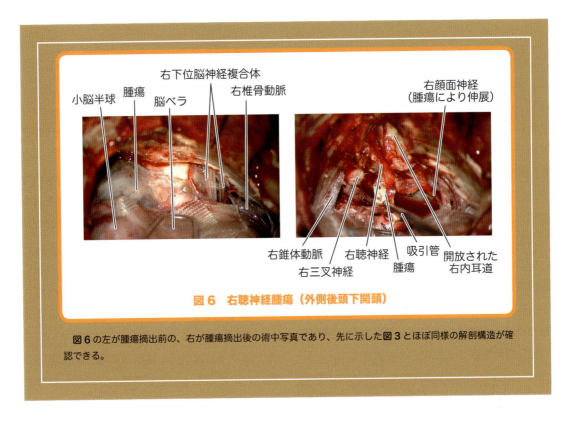

図6　右聴神経腫瘍（外側後頭下開頭）

図6の左が腫瘍摘出前の、右が腫瘍摘出後の術中写真であり、先に示した図3とほぼ同様の解剖構造が確認できる。

走行し、後下小脳動脈が分岐する。聴神経腫瘍は内耳道内より発生するため、摘出時は内耳道を開放する。また、腫瘍による顔面神経の巻き込み・圧排はさまざまであるため、適宜顔面神経刺激を行い、その位置を確認しながら損傷しないように細心の注意を払う必要がある。

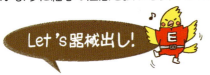

脳神経外科手術における重要操作は顕微鏡下に行われることが多く、開頭脳腫瘍摘出手術も例外ではない。すなわち、器械出し看護師の位置から術野を直接観察できることはほぼなく、適宜顕微鏡の映像が映し出されているモニターを見て手術の進行状況を把握し、都度適切な器械出しを行う習慣を身に付ける必要がある。

また、近年は術中の電気生理学的モニタリングもほぼ必須となっている[2]。器械出し看護師が直接関与するものは少ないが、例えば聴神経腫瘍における顔面神経走行や下位脳神経機能の確認は、術中に適宜ペン型の神経刺激器を用いて行うため、器械出し看護師がそのつど術者に手渡すことになる[3]。また、施設によっては術中ナビゲーション装置を使用することもあるが、その場合は位置確認用の清潔プローブを必要に応じ術者に手渡す必要がある。

肝心の腫瘍摘出についてだが、その過程には大きく分けて①内減圧と②周辺構造物からの剥離操作との2種類が存在する。

内減圧

腫瘍のサイズや部位によっては剥離操作のみで摘出可能なこともあるが、大きな腫瘍や重要な部位に位置する腫瘍の場合、無理に剥離操作

を行うと周辺構造物（脳実質や脳神経、血管など）を損傷し、重大な合併症を引き起こしかねない。

そこで、キウイフルーツの実をくり抜く要領で腫瘍の中抜きをしてやると、その分だけ腫瘍を内側に牽引できるようになり、以降の剥離操作が容易になる。これを内減圧といい、腫瘍の性状によって超音波吸引装置や吸引管、剪刀やメス等の器具を使い分けて行う。

なお、血流が豊富な腫瘍では内減圧により大量出血をきたしうるため、あらかじめ流入血管や腫瘍付着部位をバイポーラで焼灼凝固後に剪刀で鋭的に切離することで、可能な限り腫瘍への流入血流を減じておくことが望ましい。

周辺構造からの剥離操作

周辺構造からの剥離操作には、主に剪刀を用いる鋭的剥離と剥離子や吸引管、綿片等を用いる鈍的剥離の2種類があり、剥離面の性状に応じてこれらを適切に使い分ける。また、腫瘍自体の把持には腫瘍鑷子が用いられることが多い。

このように内減圧と剥離操作とを交互に繰り返すことで、最終的に腫瘍が摘出されることになる。

なお、最初に述べたとおりだが、本項目を読んだだけで開頭脳腫瘍摘出手術のすべてを網羅することは不可能である。そもそも脳腫瘍の種類は非常に多く、良性腫瘍もあれば悪性腫瘍もあり、脳の中から発生する腫瘍もあれば脳の外から発生する腫瘍もあり、さらには発生部位やサイズ、周辺構造との位置関係等も症例ごとにさまざまだからである。結果、本稿で述べた以外にもさまざまなアプローチが採用されうるし、なかにはほとんど目にする機会がないものも存在する。よって、実臨床の場では実際の症例ごとに術者と十分な術前検討・準備を行うことが肝要である。

引用文献
1) 田中雄一郎ほか．"Pterional approach と Subfrontal approach"．脳神経外科手術のための解剖学．松谷雅生編．東京，メジカルビュー社，1998，2-12．
2) 佐々木達也ほか．"術中モニタリングを始めるにあたって"．「超」入門 脳神経外科術中モニタリング．児玉南海雄編．大阪，メディカ出版，2011，2-3．
3) 佐々木達也ほか．"三叉神経・顔面神経のモニタリング"．前掲書2)，102-7．

第5章
呼吸器外科

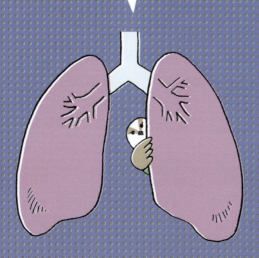

まずはここを知る！解剖図

1 肺の構造と血管・気管支の走行

● 万木洋平
　独立行政法人国立病院機構米子医療センター
　胸部・乳腺外科　医長
● 谷口雄司
　鳥取大学医学部附属病院　手術部准教授
● 中村廣繁
　鳥取大学医学部　器官制御外科学講座
　胸部外科学分野　教授

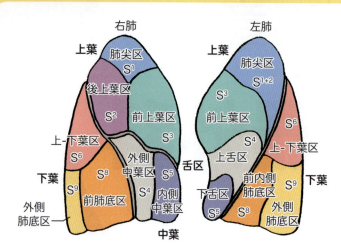

右肺は上葉・中葉・下葉、左肺は、上葉、下葉で、合わせて5つの「肺葉」からなるよ！肺葉はさらに、右肺が10区域、左肺が8区域の「肺区域」に分けられるよ！

図1　肺区域

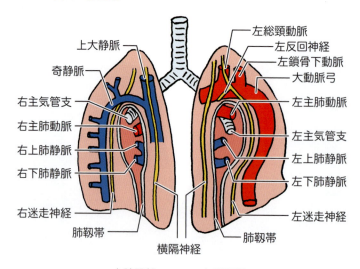

図2　肺門部の構造

肺区域

　肺は左右合わせて5つの「肺葉」とよばれる単位からなる（右：上葉・中葉・下葉、左：上葉、下葉）（図1）。隣り合う肺葉どうしはつながっていることも多く、その場合、手術の際

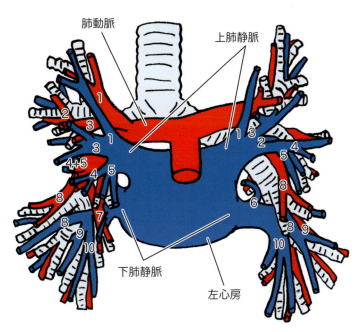

図3　気管支、肺動脈、肺静脈の各分枝

には肺葉と肺葉の間を切離して分ける操作（葉間形成）が必要となる。

　肺葉はさらに「肺区域」とよばれる単位に分けられ、右肺はS^1〜S^{10}の10区域、左肺はS^{1+2}〜S^{10}の8区域（S^7は存在しない）からなる。肺区域は通常、肉眼ではその境界はわからない。

肺門部の構造

　左右の肺はそれぞれ「肺門部」とよばれる構造により縦隔とつながり、肺門部の前方には横隔神経が、後方には迷走神経が走行している（図2）。

　肺門部を構成する主な器官には、主気管支、右心室から肺に向かう肺動脈、肺から左心房へ向かう上肺静脈、下肺静脈がある。これらはいずれも末梢へ向かうにつれて樹木のように複雑に枝分かれして、それぞれの肺葉に分布している（図3）。

　このような気管支、肺動脈、肺静脈の枝は、前述の肺区域の番号に対応して、例えばS^3という区域ではそれぞれB^3、A^3、V^3と命名される。肺葉切除や肺区域切除の際には、この気管支、肺動脈、肺静脈の枝をそれぞれ適切な位置で切離する必要があり、その解剖を認識することは非常に重要である。

引用・参考文献

1) Frank H.Netter. "肺区域". ネッター解剖学アトラス. 相磯貞和訳. 東京, 南江堂, 2004, 197.
2) 畠中陸郎ほか. "肺門部". 呼吸器外科手術書. 改訂5版, 京都, 金芳堂, 2007, 29.
3) "肺区域, 気管支, 肺動脈, 肺静脈の名称". 前掲書2). 53.

まずはここを知る！解剖図

② リンパ節の分布

- 窪内康晃
  松江赤十字病院　呼吸器外科部長
- 荒木邦夫
  独立行政法人国立病院機構松江医療センター
  外科系診療部長
- 中村廣繁
  鳥取大学医学部　器官制御外科学講座
  胸部外科学分野　教授

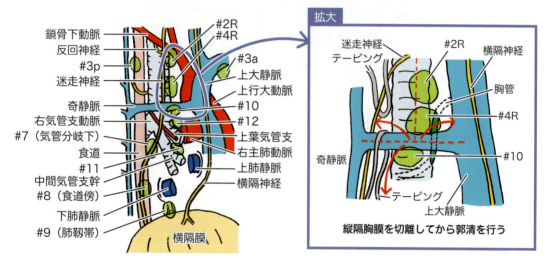

図1　右肺門・縦隔リンパ節の構造

肺門・肺内リンパ節（#10、11、12）

#10は主気管支周囲、#11は葉気管支間、#12は葉気管支周囲のリンパ節である。これらは周囲に肺動脈や気管支が接しており、浸潤がある場合は、血管・気管支形成が必要になる（図1）。

上縦隔リンパ節

①右上縦隔リンパ節（#2R、3a、3p、4R）

右上縦隔リンパ節（#2R、4R）は鎖骨下動脈下縁、上大静脈、奇静脈下縁、迷走神経に囲まれる気管周囲のリンパ節である。この郭清では、術後乳び胸を発症する危険性があるため、胸管と考えられる索状物をクリッピングすることが重要である（図1）。

②左上縦隔リンパ節（4L、5、6）

#4Lは気管左側縁、大動脈弓下縁、左主肺動脈本幹、動脈管索の間、#5は動脈管索の外側、#6は大動脈の上縁から下縁に存在するリンパ節である。大動脈弓の下縁には迷走神経から分枝した反回神経が走行しており、郭清時に反回神経を損傷すると嗄声や嚥下障害の原因となる。この損傷を避けるためには、迷走神

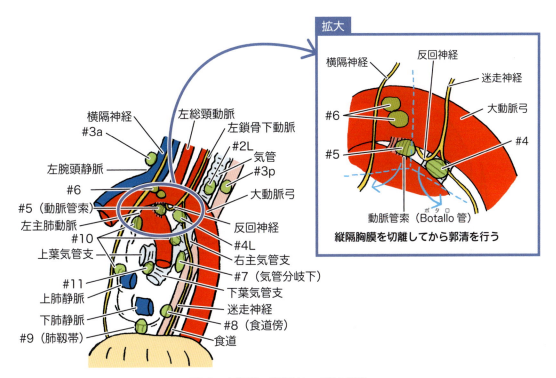

図2　左肺門・縦隔リンパ節の構造

経を血管用テープで確保し反回神経の位置を同定するとともに、通電損傷を生じる可能性のある電気メスは神経周囲では可能な範囲で避けることが望ましい（図2）。

下縦隔リンパ節（#7、8、9）

#7は気管分岐部と左右主気管支に囲まれた領域、#8は食道に接する、#9は肺靱帯内にあるリンパ節である。肺靱帯の縦隔側は食道と連続しており、#8、9は一塊に郭清される（図1、2）。

まずはここを知る！解剖図

3 縦隔の構造

● 城所嘉輝
鳥取大学医学部　器官制御外科学講座
胸部外科学分野
● 三和 健
同　講師
● 中村廣繁
同　教授

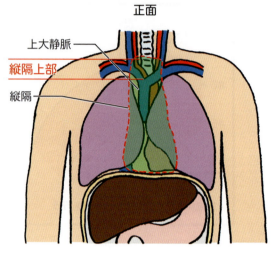
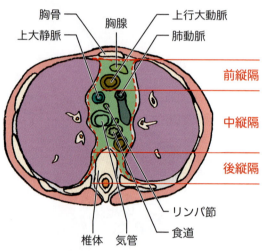

図1　縦隔の解剖（正面と水平断端）

縦隔の解剖

　縦隔は腹側の胸骨、背側の椎体、左右の縦隔胸膜に囲まれた領域である。心臓と、これに出入りする大血管、食道、気管、胸管などの管腔臓器、胸腺、リンパ節などの実質臓器が存在する。前縦隔、中縦隔、後縦隔、縦隔上部の4つに区分され[1, 2]、図1におおまかな縦隔の位置を示す。本章では、主に前縦隔について解説する。

　胸腺は胸腔から見ると、ちょうど心臓の前側に乗る形で前縦隔に存在する。胸腺の裏面には左右の腕頭静脈とこれらが合流する上大静脈、大動脈弓とその3分枝（腕頭動脈、左総頸動脈、左鎖骨下動脈）などの大血管が存在する。

術野目線による解剖図（図2、3）

　縦隔には重要な神経が頭尾方向に3本走っている。前から順に横隔神経、迷走神経、交感神経である。胸腺切除など前縦隔腫瘍の手術で押さえておきたいのは横隔神経であり、手術はこの神経の腹側に沿って胸腺脂肪を剥離することから始まる。また胸腔内を観察して、まず目に飛び込んでくる大事なメルクマール（目印）となる構造物である。

　胸骨裏面に沿って内胸動静脈が走行しており、この内胸静脈は腕頭静脈（無名静脈ともよぶ）に流入する。重症筋無力症などで広範囲に

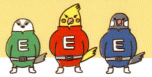

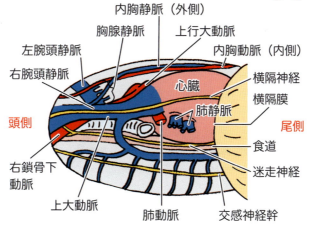

図2 術野目線による解剖図（右胸腔から）（文献4～6を参考）

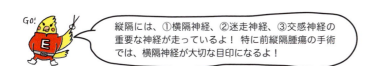

縦隔には、①横隔神経、②迷走神経、③交感神経の重要な神経が走っているよ！ 特に前縦隔腫瘍の手術では、横隔神経が大切な目印になるよ！

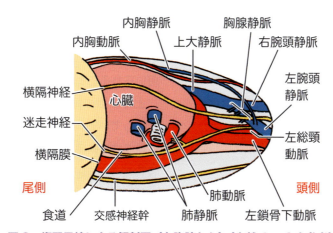

図3 術野目線による解剖図（左胸腔から）（文献4～6を参考）

胸腺を切除する手術（拡大胸腺摘出術）では、右内胸静脈を切離することがある。

引用・参考文献

1) 日本胸腺研究会編. 臨床・病理縦隔腫瘍取扱い規約. 東京, 金原出版, 2009, 2-8.
2) 矢野智紀. 呼吸器外科テキスト. 日本呼吸器外科学会 呼吸器外科専門医合同委員会編. 東京, 南江堂, 2016, 344-7.
3) 窪田敬一. ドレーン・カテーテルチューブ管理完全ガイド. 東京, 照林社, 2015, 307p.
4) 畠中陸郎ほか. 呼吸器外科手術書. 改訂5版. 京都, 金芳堂, 2007, 24-5.
5) 矢野智紀. 縦隔の外科：手術手技アトラス. 東京, 南山堂, 2013, 50-75.
6) 白日高歩ほか. 呼吸器外科手術のすべて. 東京, 医学書院, 2012, 298-309.

オペナース "イイトコ取り"
本当に手術に必要な解剖図

● 万木洋平
　独立行政法人国立病院機構米子医療センター
　胸部・乳腺外科　医長
● 谷口雄司
　鳥取大学医学部附属病院　手術部准教授
● 中村廣繁
　鳥取大学医学部　器官制御外科学講座
　胸部外科学分野　教授

① 肺葉切除術

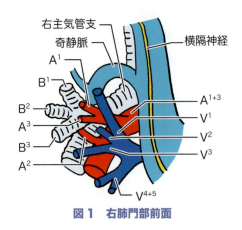

図1　右肺門部前面

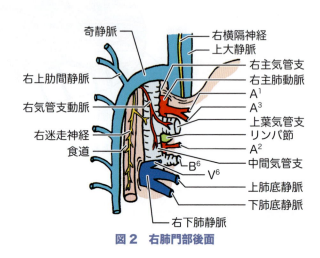

図2　右肺門部後面

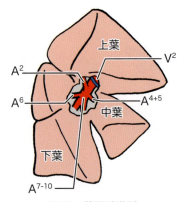

図3　葉間肺動脈

肺門部前面の操作

　ここでは最も基本的な右肺上葉切除について解説する。まず右肺門部前面の横隔神経の背側で胸膜を切開すると、上肺静脈が現れる（図1）。上肺静脈は上葉から還流するV^{1+2+3}と中葉から還流するV^{4+5}からなる。上葉切除ではV^{1+2+3}のみを切離する。切離には自動縫合器が用いられることが多い。

　上肺静脈の背側には肺動脈があり、A^{1+3}が分岐している。A^{1+3}も比較的太い血管であり、切離には自動縫合器が用いられることが多い。

肺門部後面の操作

　次に奇静脈下縁に沿って胸膜を切開した後、右肺門部後面で胸膜を切開すると、右主気管支と中間気管支幹が確認できる（図2）。この分岐部は、後述する上葉と下葉の分かれ目となるため剥離しておく。

三葉合流部の操作

　続いて三葉合流部（上中葉間と上下葉間の交わる部位）を剥離すると、ここからも肺動脈（葉間肺動脈）が現れる（図3）。ここでは上葉へ

照らし合わせてみよう！

術野や他の画像ではこう見えている！

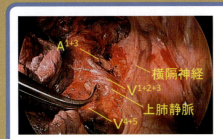

図4　右肺門部前面

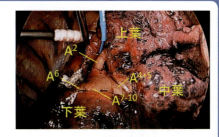

図5　葉間肺動脈

図4は右肺門部前面を剥離したところで、図1に対応する。鉗子を通して切離しようとしている血管がV^{1+2+3}で、その尾側にはV^{4+5}、頭側にはA^{1+3}が見える。V^{1+2+3}を切離するとA^{1+3}の全体像が明らかになる。

図5は三葉合流部を剥離して肺動脈を露出したところで、図3に対応する。すでに上葉と下葉の間は切離されている。上葉へ向かうA^2を剥離して切離する。中葉へ向かうA^{4+5}、下葉へ向かうA^6、A^{7-10}が確認できる。

向かうA^2、中葉へ向かうA^{4+5}、下葉へ向かうA^6とA^{7-10}が確認できる。上葉切除ではA^2を切離する。A^2は比較的細い血管であり、エネルギーデバイス（リガシュア™、ハーモニック®など）や糸による結紮により切離することが多い。また解剖編で述べたように、上葉と中葉、上葉と下葉が完全には分かれていないことも多く、自動縫合器を用いて切離（葉間形成）する必要がある。最後に上葉気管支が残るので、これを自動縫合器で切離して右肺上葉切除を終える。

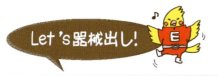

肺血管の処理・切離

肺葉切除において最も慎重な操作を要するのは肺血管の処理である。肺動脈、肺静脈は心臓と肺を直接つなぐ血管であるため血流量が多いうえ、特に肺動脈は血管壁が薄く脆弱である。そのため不用意な操作を行うと容易に損傷や出血をきたし、適切に止血できなければ致命的となりうることを認識して手術に臨みたい。

肺血管の処理は、基本的に剥離（電気メス、ソラココットン、剪刀など）→ 確保（糸、テープ、チューブなど）→ 切離の順で行われる。

肺血管の切離は、血管の太さによって自動縫合器、エネルギーデバイス、糸による結紮を使い分ける。例えば前述の右肺上葉切除においては、V^{1+2+3}やA^{1+3}は比較的太いため自動縫合器を用いることが多く、一方でA^2は比較的細いためエネルギーデバイスや結紮により切離することが多い。

器械出しのポイント

肺血管の処理は呼吸器外科医が最も神経を使う場面であり、術野や内視鏡モニターから視線を外せない。したがって手術室看護師は手術手

順を十分に理解する必要がある。そのためには術野や内視鏡モニターから可能な限り視線を外さないことを心がけ、術者の会話にも十分に耳を傾けることが重要である。また使用する器械はスムーズかつ術者が持ちやすいように手渡す。一方で術者の身体や器械に誤って接触したり、電気メスやエネルギーデバイスなどのコードを引っ張ったりしてしまうことは、予期せぬ損傷や出血につながるため十分に注意したい。

胸腔鏡手術時の注意点

最近では胸腔鏡下に肺葉切除を行う施設も増えているが、出血の際には緊急で開胸手術へのコンバートを要することがある。このような場合には1分1秒を争う状況となるため、胸腔鏡下手術であっても開胸器や骨切り剪刀などは常に手元に準備し、開胸の手順についても十分に理解しておく必要がある。

気管支・葉間の切離

肺血管以外の手術操作として、気管支や葉間の切離には通常は自動縫合器が用いられる。使用するカートリッジは、切離する気管支の太さ、肺の厚さや距離によって決定される。

これまで基本的な肺の解剖と肺葉切除について解説してきたが、肺血管の枝分かれにはバリエーションが多く、分葉や癒着の程度なども個人差が大きい。そのため同じ術者が同一の術式を行っても、手術手順や使用する器械は症例ごとに異なる。そのため、繰り返しになるが、手術室看護師は常に術野や内視鏡モニターに注意を払って手術に参加し、スムーズな器械出しができるようにしたい。

引用・参考文献

1) 畠中陸郎ほか. "右上葉切除". 呼吸器外科手術書. 改訂5版. 京都, 金芳堂, 2007, 267, 269.
2) 前掲書1), "呼吸器外科の解剖". 37.

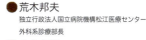

② 肺区域切除術

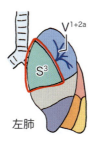 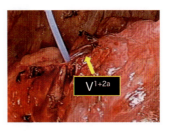

図1　左肺上葉 S^3 区域切除術

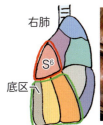 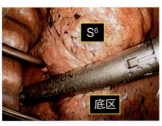

図2　右肺下葉 S^6 区域切除術

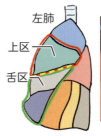 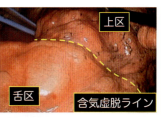

図3　区域間の同定方法

区域切除で理解すべき解剖

左肺上葉 S^3 区域切除術

V^{1+2a} は S^3 と S^{1+2} の境界を走行する静脈である。S^3 区域切除にはこの V^{1+2a} を末梢まで剥離露出することで区域間のメルクマール（目印）とする。図1は腫瘍が S^4 に近いことより、S^{4+5} 側に切り込んでの区域切除とした症例（図1）。

右肺下葉 S^6 区域切除術

S^6 区域は予想以上に大きなボリュームを持つ。事前に3D画像で S^6 のボリュームを把握しておくことは、区域間の同定に役立つ。図2は早期肺腺癌に対し、右 S^6 区域切除を行った症例。

区域間の同定方法

区域間を同定する方法として含気虚脱ラインを作製する手法がしばしば用いられる。図3は左肺上区切除の際、残す舌区気管支内に麻酔側からエアを送気し含気虚脱ラインを作製した症例。

照らし合わせてみてみよう！
─術野や他の画像ではこう見えている！─

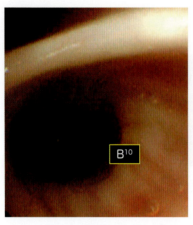

図4　B^{10}気管支の術前気管支鏡画像

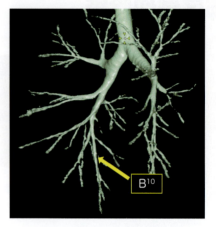

図5　B^{10}気管支の3DCT

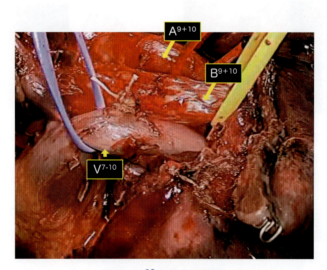

図6　B^{10}気管支の同定

　右肺下葉S^{10}区域切除術の例を示す。B^{10}気管支の分岐パターンをあらかじめ術前気管支鏡（図4）と3D画像（図5）で確かめておくことが重要である。この症例は術中に術野側と麻酔側両方からB^{10}気管支を同定した（図6）。

Let's器械出し！

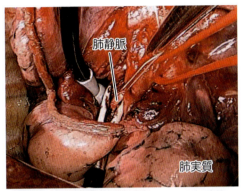

図7 細い肺静脈は絹糸で結紮しエネルギーデバイスで切離

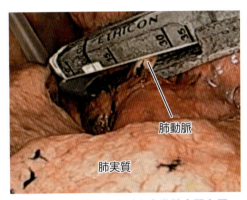

図8 比較的太い肺動脈を自動縫合器を用いて切離

　区域切除時の血管、気管支処理、区域間作製時の器械の使い分けに関して、切離する臓器の径、厚さなどに応じて、結紮、エネルギーデバイス、自動縫合器を使い分けて使用する（図7、8）。ある程度手順の流れを読んだ器械出しが手術をスムーズに進めるうえできわめて重要である。

　特に血管処理におけるデリケートな手技を要する場合の器械出しのポイントとして、おおよそ径が5mm以下の血管の切離に対しては、結紮＋エネルギーデバイスを用いた切離方法が頻用される。この場合、結紮糸、深部結紮器、エネルギーデバイスといった器具を、順番を間違えずに術者に渡すこと、渡す際には術者が器具をできるだけ持ち替えることのないように、器具を操作する角度や方向を先読みした器械出しが望まれる。

　5mmを超える血管の切離に対しては自動縫合器を用いることが多いが、使用する自動縫合器の種類、サイズを事前に術者に確認し（自分でも見当をつけておく）、時間に余裕を持って確実にセッティングする。渡す際にはこれも術者が自動縫合器をできるだけ持ち替えることのないように、操作する角度や方向を先読みした器械出しが望まれる。

オペナース"イイトコ取り"
本当に手術に必要な解剖図

③ 肺部分切除術

● 荒木邦夫　独立行政法人国立病院機構松江医療センター　外科系診療部長
● 窪内康晃　松江赤十字病院　呼吸器外科部長
● 中村廣繁　鳥取大学医学部　器官制御外科学講座　胸部外科学分野　教授

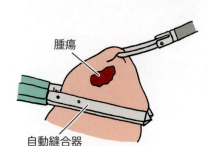
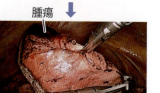

図1　葉間のラインに沿った切離

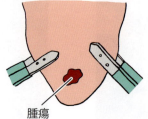
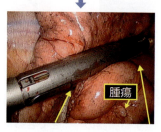

図2　自動縫合器で挟み撃ちする切離

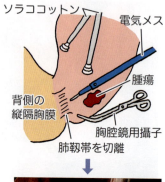
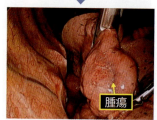

図3　肺靱帯を切離して縦隔側の固定を解除した後に縫合器で肺を切離

解剖を理解した肺切離方法

　部分切除の際には断端再発を防ぐ目的で深部の切除マージンを確保することがきわめて重要である。図1は分葉が良好な症例の葉間のラインに沿った切離方法、図2は深部の切除マージンを確実に確保するための挟み撃ちでの切離方法、図3は下葉背側の病変の部分切除の際に、自動縫合器の挿入ラインを確保する目的で肺靱帯を切離する方法を示す。

　肺部分切除術は非解剖学的な切除方法であり、肺の血管、気管支の走行とは関係なく肺を自動縫合器を用いて切除する。しかしながら部分切除であっても肺の解剖をよく理解しておくことが、不用意な臓器損傷などを避ける意味できわめて重要である。また切除マージンを確保する目的で、病変部に近い膜組織（縦隔胸膜、葉間胸膜など）を切開する操作がしばしば行われる。

照らし合わせてみてみよう！

―― 術野や他の画像ではこう見えている！ ――

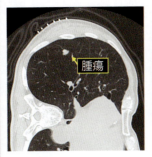
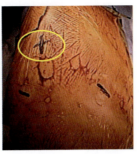

図4　術前CTガイド下皮膚マーキング（腫瘍直上皮膚にマーキング）

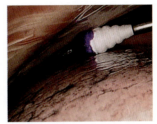

図5　皮膚マーキング直下の胸膜面に色素を用いてマーキング

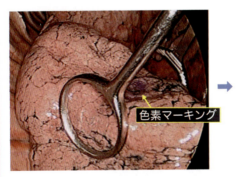
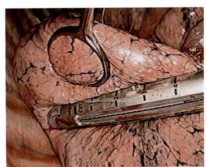

図6　病変を同定し、切除マージンを確保して肺部分切除する

● 病変部のマーキング
　腫瘍が胸膜面から同定できないと予想される場合は、術前CTガイド下皮膚マーキングを行い、手術時に皮膚マーキング直下の胸膜面に色素を用いてマーキングする（図4）。色素マーキングと触診で病変を同定し、切除マージンを確保しての肺部分切除を行う（図5、6）。

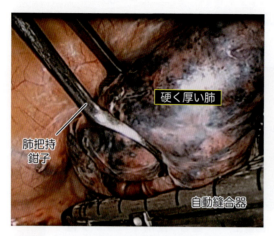

図7 ステープル丈の大きい自動縫合器を選択

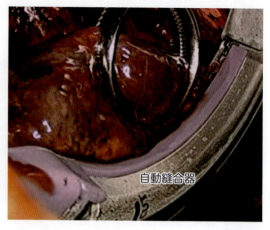

図8 挿入スペースが狭い場合、カーブ状の自動縫合器を選択

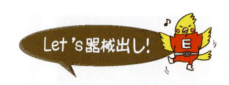

　部分切除時には切離する肺の厚さ、硬さなどに応じて、適切な種類の自動縫合器を使用する。

　例えば、間質性肺炎などの炎症を伴う硬い肺に対しては、できるだけステープル丈の高い自動縫合器を使用して切除を行い（図7）、肺実質切離断端が裂けることを防止する必要がある。

　また、病変が肺の深部に位置していたり、癒着などで自動縫合器を挿入するスペースや角度が確保しにくい場合は、カーブ状の自動縫合器を使用して（図8）深部の切除マージンを確保するといった、自動縫合器の適切な選択が要求される。

　この選択についてもある程度手順の流れを読んだ器械出しが手術をスムーズに進めるうえできわめて重要である。

　なお、注意深く胸腔鏡下肺部分切除術を行っても、時に縫合部の離開などによる出血や重度な肺瘻などが生じ、開胸に移行して修復を行うことは皆無ではない。この場合に備え、開胸セット、吸引器具、吸収性縫合糸、止血用組織接着剤など迅速に用意できるように、常に心積もりは必要である。

オペナース"イイトコ取り" 本当に手術に必要な解剖図

● 城所嘉輝
鳥取大学医学部 器官制御外科学講座 胸部外科学分野
● 三和 健
同 講師
● 中村廣繁
同 教授

④ 胸腺切除術

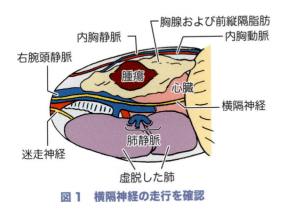

図1 横隔神経の走行を確認

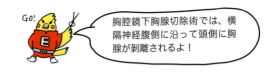

胸腔鏡下胸腺切除術では、横隔神経腹側に沿って頭側に胸腺が剥離されるよ！

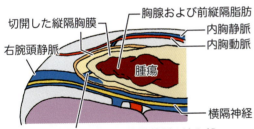

図2 内胸静脈が胸骨側から流入する部位

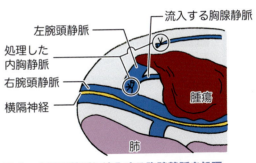

図3 左腕頭静脈に流入する胸腺静脈を処理

胸腺（亜）全摘

縦隔腫瘍で代表的な胸腺切除術については、胸骨正中切開によるアプローチもあるが、一般的な右の胸腔鏡下のアプローチを解説する。カメラを挿入して、腫瘍とともに解剖学的構造物のなかで大切な横隔神経の位置を把握する（図1）。この腹側（モニターでは上側）から手術操作が開始される。

横隔神経腹側に沿って電気メスなどで頭側に胸腺の剥離を行う。通常、剥離には電気メスや綿棒（成毛式ソラココットン等）、エネルギーデバイス（リガシュア™、ハーモニック®など）を使用する（図2）。

胸腺の頭側では、左右に横走する太い左腕頭静脈がある。胸腺からこの左腕頭静脈に静脈が何本か流入する（図3）。不用意な操作で大出血が起こると緊急コンバートになる可能性があるため、この部位での操作は術者が最も神経を集中させるポイントである。胸腺静

照らし合わせてみよう！
術野や他の画像ではこう見えている！

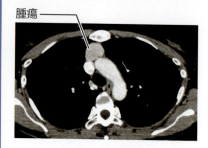

図4 胸部CT

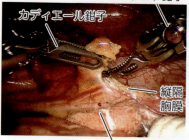

図5 縦隔胸膜の切開

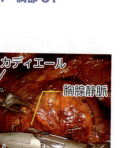

図6 胸腺静脈処理

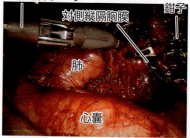

図7 胸腺組織の剥離

上記の写真は、ロボット支援手術であるが、胸腔鏡手術も同様の視野である。
　図4のCTでは腫瘍はやや右よりに存在する。図5では、横隔神経の腹側より縦隔胸膜の切開を開始している。
　図6では、視野の深部に左腕頭静脈が確認できる。左腕頭静脈に沿ってエネルギーデバイス（右手）で胸腺静脈を処理している。腫瘍の牽引が強いと容易に損傷するため注意が必要である。
　図7では、剥離が深部に進むと対側のピンク色の肺が透けて見える。この膜（縦隔胸膜）1枚を破ると左の胸腔と交通する。通常の胸腺切除ではこの膜は破らずに残す。破った場合は両側気胸の状態となるためバイタルサインの変動には注意が必要である。

脈は細いため、通常、エネルギーデバイスのみで処理する。次に胸骨の裏面、心嚢面から胸腺組織を剥離して、腫瘍の切除が完了する。

拡大胸腺摘出術

重症筋無力症に対して行う拡大胸腺摘出術では、右内胸静脈を右腕頭静脈流入部付近で切離する（図3）。これによって頭側の十分な剥離操作が可能となる。内胸静脈は比較的太いため、当院では合成吸収性編糸（2-0 バイクリル®など）で中枢を結紮した後で末梢をエネルギーデバイスで切離することが多い。

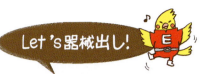

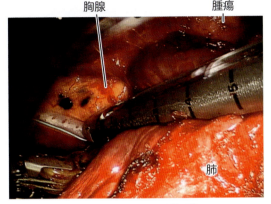

図8 肺の部分合併切除

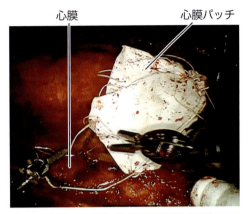

図9 心膜パッチによる心膜再建（写真はロボット支援手術）

術中の送気

通常、体位は仰臥位（患側挙上）で行う。術野の視野確保のためCO_2の送気（5〜8L/分、5〜10mmHg）を併用するため、エチコン社製のトロッカーを用いることが多い。最近では送気圧を一定に保つためのエアシール®・インテリジェント・フローシステムが使用される。

縦隔胸膜の切開・胸腺切除

前述の通り、横隔神経の腹側から操作を始めるが、この際、主に左手に鉗子、右手に電気メスを持って縦隔胸膜を切開する。通常、電気メスあるいはエネルギーデバイス（リガシュア™、ハーモニック®など）で剝離を進める。一方、助手は術者が剝離した胸膜を持つなど視野の展開をするため、把持鉗子や胸腔鏡用綿棒（成毛式ソラココットン）などを用いる。頭側では腕頭静脈から胸腺組織を剝離するが、前述のごとく左腕頭静脈へ胸腺静脈が流入するため、左腕頭静脈から胸腺を剝離する際に使用する器具はほとんどがエネルギーデバイスとなる。切除組織は組織回収バッグ（アンカー™Ⅱなど）に収納してポート創より体外へ摘出する。

周囲臓器・血管への浸潤時

胸腺腫瘍では周囲臓器、特に肺や心膜への浸潤を認めることがある。その場合、自動縫合器（エンドGIA™、エシェロンFLEX®など）による肺の部分切除（図8）や、1mmの心膜用シート（ゴアテックス®EPTFEパッチⅡなど）を用いた心膜切除・再建を行う（図9）。心膜再建の縫合糸には、太さCV-5のゴアテックス®スーチャーなどを用いる。大血管（上大静脈や左右腕頭静脈など）への浸潤を認める場合には、胸腔鏡から胸骨正中切開へ移行（コンバート）する。

また、胸腺周囲には大血管が存在するため、ひとたび損傷すると大出血となるリスクがある。出血時には側方開胸（ポート創の拡大など）でいったん用手的に圧迫止血を行った後に、胸骨正中切開へ移行する。したがって、胸腺手術においても、通常の肺切除と同様に開胸へ移行できる道具を準備しておくことが重要である。周囲に重要臓器が多いのがこの胸腺腫瘍の大切なポイントである。

第6章
泌尿器科

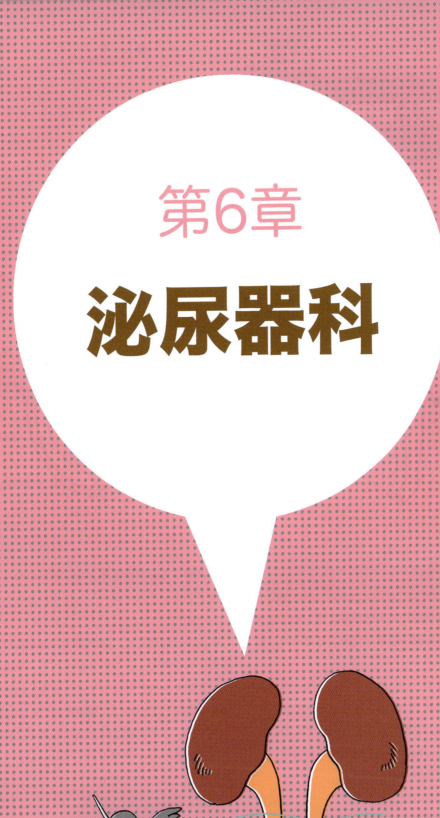

まずはここを知る！解剖図

1 腎臓と周囲の臓器・血管

井上 泰
NTT東日本関東病院泌尿器科

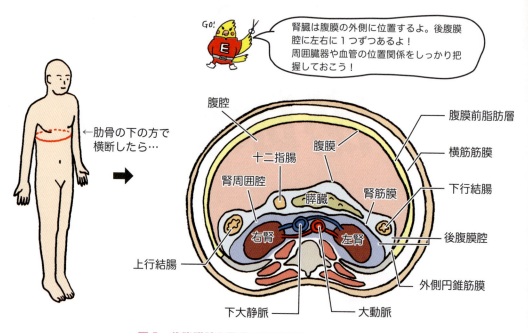

腎臓は腹膜の外側に位置するよ。後腹膜腔に左右に1つずつあるよ！周囲臓器や血管の位置関係をしっかり把握しておこう！

図1　後腹膜腔と腎臓の位置関係

後腹膜腔と腎臓の位置関係

腎臓とその周囲の解剖を理解するためには体腔内における腎臓の位置を理解することが必要である。

腎臓は腹膜の外側に位置する。後腹膜腔に左右に1つずつあり、腹膜を隔てて、結腸や回腸、右腎では肝臓、左腎では脾臓と接しており、また後腹膜内で、右腎は十二指腸や下大静脈、左腎は膵臓や大動脈と接している。

腎臓がんの手術は経腹膜アプローチ、後腹膜アプローチ、側臥位（腎位）、仰臥位などさまざまなアプローチ、体位を用いる。それぞれ異なる視野になるため、膜（層）の構造をしっかりと理解する必要がある。特に側臥位からの後腹膜アプローチはイメージしにくいかもしれない。

狭義の後腹膜腔は、壁側腹膜背面から横筋筋膜までの空間で、3つに分類される。その中では、腎臓を入れた腎筋膜によって覆われる腎周囲腔を理解していれば、腎臓周囲の解剖は理解しやすい。この空間は疎なスペースで、展開が容易である。図1を参考にしてほしい。

腎臓の血管系

血管系では、静脈系の解剖に特徴がある。左腎静脈は右腎静脈より長く、性腺静脈（男性は精巣静脈、女性は卵巣静脈）、腰静脈、副腎静

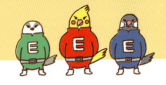

腎静脈には、腰静脈、性腺静脈、副腎静脈が流入するよ。左静脈のほうが右静脈よりも長いのが特徴だよ！

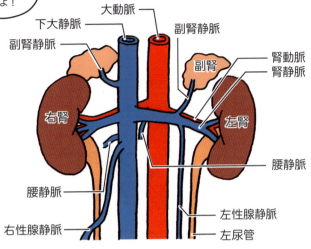

図2　腎臓の血管系

腎盂、腎実質（腎皮質と腎髄質）、腎動静脈と、腫瘍の位置関係をチェックしてね！

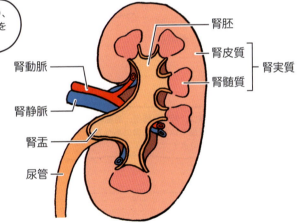

図3　腎臓の割面のイメージ

脈などが流入する。右側では通常それらは下大静脈に流入する。腎静脈、腎動脈ともに複数あることも特別珍しくなく、分岐の仕方もそれぞれである。症例ごとに、事前に造影CT検査などで脈管系の構造を把握しておくことが重要である（図2）。

腎臓の割面のイメージ

腎臓の割面では腎盂と腎実質、腎動静脈、腫瘍の位置関係が重要になる。図3に示す割面のイメージをぜひ頭に入れておいてほしい。

まずはここを知る！解剖図

●志賀淑之
NTT東日本関東病院泌尿器科　部長

② 前立腺と周囲の血管・神経

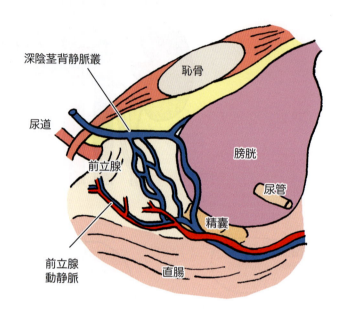

図1　前立腺と周囲の血管・神経

前立腺は、恥骨と膀胱、直腸の間に挟まれた骨盤のいちばん奥にあって、うっ血しやすいよ！

前立腺の位置・機能

　前立腺は男性にしかない精液を作る分泌腺で、骨盤の1番奥深いところに位置している。必然的に血流がうっ血しやすい場所であり、恥骨と膀胱、直腸の間に挟まれていて、10cm程度の狭い小骨盤腔にある。前立腺周囲には、膀胱、直腸、尿道括約筋だけでなく、陰茎を硬く勃起させる血管や神経が複雑に走行していて、損傷すると術後尿失禁やED（勃起不全）に直結する（図1、2）。

手術の流れと術後の影響

　前立腺全摘除術は、前立腺のほかに精液をためる精囊腺も一緒に摘出する。術後、勃起できたとしても射精できなくなるのがこの手術の難点である。しかし放射線照射療法や小線源密封療法、ホルモン治療などの他治療よりも根治性が高いため、限局性前立腺癌には最もゴールドスタンダードな治療として確立されている。それゆえに、術後合併症をいかに低減させ、QOLを追求していくかがポイントとなる術式である。

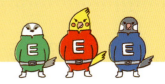

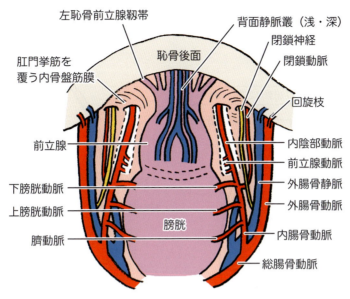

図2　男性の骨盤内解剖図（文献1を参考に作成）

手術のときに、前立腺の周りに走る血管や神経を損傷すると、術後に尿失禁やEDが出るんだよ！

　経験値の高い術者とそうではない術者や施設間では、治療成績と合併症出現率に大きな差があるのもこの術式の最大の特徴である。合併症を低減させるには、まず出血を少なく、丁寧な手術操作ができるかがポイントになる手術である。そのためには、術者だけでなくスタッフも解剖を熟知している必要がある。

　開腹手術の場合、深陰茎背静脈を損傷し、うまく止血できない場合は2,000〜4,000mL以上出血することがある。ロボット手術の場合は、気腹圧と25°頭低位のため、出血は500mL未満に抑えられることが多く、特に損傷がなければ、当院では5mL程度の出血である。前立腺裏面には直腸が薄皮1枚（Denonvilliers筋膜）で隔てられており、浸潤癌や炎症性癒着により容易に直腸損傷するので要注意である。また大きな前立腺肥大を伴う前立腺癌の手術の場合、膀胱切開部が大きく開放されるため、摘出後の膀胱尿道吻合口径を上手に合わせないと、腹腔内に尿漏れをきたす吻合不全となる。開腹手術よりもロボット手術による吻合のほうがより精密に吻合できるため、吻合不全の合併症はより低減される。

　まとめると、前立腺全摘除術のポイントは、根治性を担保しつつ、①術後ED、②尿失禁、③出血、④直腸損傷、⑤吻合不全の合併症をいかに低減させるかがポイントとなる。

参考文献

1）亀山周二. "泌尿器科". 毎日使える解剖図カラーイラストブック. 大阪, メディカ出版, 95.

オペナース"イイトコ取り"
本当に手術に必要な解剖図

●井上 泰
NTT東日本関東病院泌尿器科

① 腎部分切除術

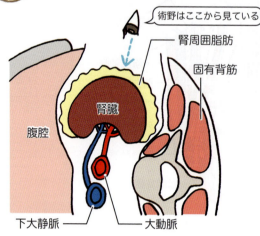

図1　後腹膜の展開図断面（右側臥位）

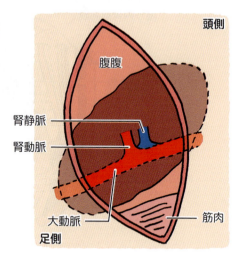

図2　後腹膜展開図　術野からの視点（右側臥位）

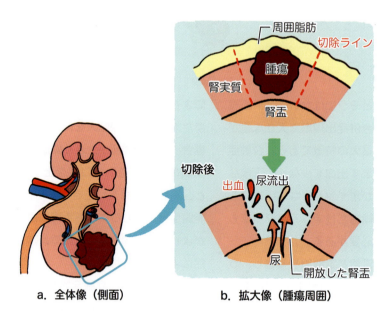

a. 全体像（側面）　　b. 拡大像（腫瘍周囲）

図3　割面からイメージする部分切除のライン

側臥位アプローチ時の術野

図1は側臥位で、腎周囲腔の展開までを行った状態の断面図である。

側臥位の場合は腹膜や、腎動静脈、筋肉系の位置関係がイメージしにくい。術野から見えているのは図1の'眼'の位置からのため、実際には展開している局面での一部しか直接見るこ

とができない。術野から見える所見（図2）と断面図（図1）を比較し、腹膜側、筋肉側の位置関係を理解してほしい（図2）。

部分切除のライン

次に腎臓の腫瘍と割面との関係である。わかりやすくなるように、図3に全体像と、腫瘍周囲の拡大像、切除後のイメージを合わせて示した。図3-⑥は腫瘍底の位置、切除後の腎盂が開放した場合である。腫瘍切除中にどのようなことを意識すべきか理解できるだろうか。腫瘍の切除は最も術者がナイーブになりやすいタイミングであるため、切除の進行具合、出血の程度は把握する必要がある。腫瘍を切除する

照らし合わせてみよう！

──術野や他の画像ではこう見えている！──

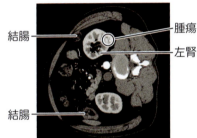

図4　腎臓ダイナミック造影 CT（左側臥位）

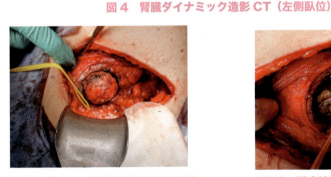

図5　腎周囲の剝離と腎周囲脂肪織を除去し、マーキング

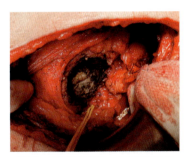

図6　腫瘍摘出後、止血が終了

　実際のCT画像（図4）と、同じ症例の手術所見（図5、6）である。
　図4は腎臓ダイナミック造影CT画像で左腎の腎細胞がんが疑われる。実際の症例と比較しやすいように側臥位で撮影している。腫瘍は腎下極で、腎盂の近傍まで達している。
　図4の症例に開腹腎部分切除を施行。図5は腎周囲の剝離と、腎周囲脂肪織を除去し、マーキングした状態である。図6は腫瘍を摘出し、止血が終了した状態の術中写真である。先ほどの図1～3と比較してイメージしてみてほしい。

際の、腎実質と腎盂の位置関係と深さを、図3 を参考に理解してほしい。

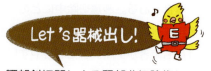

腰部斜切開による腎部分切除術について解説する。

開腹・周囲の剝離

体位は患側を上にした側臥位（ジャックナイフ位）で行う。皮膚切開は第11肋骨か第12肋骨に並行して置くことが多く、肋骨切除を行う場合もある。肋骨切除が必要かどうかを事前に確認して、器具を用意しておく。腹壁の筋肉切開、フランクパットの余剰分を除去することがある。腹膜損傷時には針糸（3-0バイクリル®など）を用いる。

外側円錐筋膜を切開して、粗な腎周囲腔に入る。腎周囲を剝離していく。腫瘍の位置で剝離範囲を調節するが、本稿では、全周性の展開を記載する。ここからの展開は覗き込むような視野になることも多く、無影灯の位置の調整などに注意する。

腎（腎周囲脂肪）と背側の筋肉との間、あるいは腹側の腹膜との間を剝離し、尾側で尿管を確保する。尿管には血管テープ（黄色）を用いることが多く、腎動脈は赤色、腎静脈は青色のテープを用いる。複数必要な場合もある。術野が深いことが多く、ケリー鉗子などでテープの先端を狭んでおくとよい。

頭側では副腎と腎臓の間を切離して腎臓を術野の中央へ持ってくる。副腎との間は血管が豊富なため、シーリングデバイス（リガシュア™、エンシール®など）を用いることが多い。

腫瘍の切除

CT画像などから予想される腫瘍位置の近傍で腎周囲脂肪を切開し、腎臓表面を露出させ、腫瘍を探す。必要に応じてエコーを用いる。腫瘍が確認できたら、切除しやすい位置に展開できるか確認する。

冷阻血法の場合はクラッシュアイスの用意が必要なので、術者に確認が必要となる。

腎臓が腎茎部（腎動静脈）と尿管でのみつながった状態になったところで、血管遮断鉗子（ブルドック鉗子など）が掛かることを確認する。腫瘍切除と止血がこの手術のメインである。使う可能性のあるデバイスや器具は手元に置いて、吸引がきいているか、電気メスのコードなどが絡まりすぎていないかなど、この時点でできる最善の準備をするように心がける。

無阻血法の場合はこの段階で切除開始する。阻血法の場合は、クラッシュアイスを術野に投入し、血管遮断。速やかに腫瘍の切除を開始する。阻血時間は重要なため必ず時間を記録する。ここからは時間との勝負なので、止血のための道具などはすぐに出せるように準備しておく。摘出後、入念に止血をする。

クランプ解除と縫合

クランプを解除し、ソフト凝固や針糸を用いて追加で止血を行う。腎盂開放の有無の確認のために、インジゴカルミン静注を麻酔科医に依頼することがある。腎盂開放があった際は4-0バイクリル®の針糸などで閉鎖する。

実質縫合をしない場合は止血後タコシール®などを貼付し終了。実質縫合する際は、使用する針糸は確認し、切除開始する前に用意してお

く。最近では 3-0V-Loc™ などを用いること が多い。クランプ解除と縫合は出血の程度や施設により手順に違いがあるのでどの指示でも対応できるように準備しておく。

ドレーンを挿入し、創部を縫合し手術終了である。

オペナース"イイトコ取り"
本当に手術に必要な解剖図

② 前立腺全摘除術

●志賀淑之
NTT東日本関東病院泌尿器科　部長

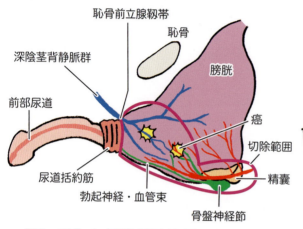

図1　ロボット支援前立腺全摘除術の切除範囲

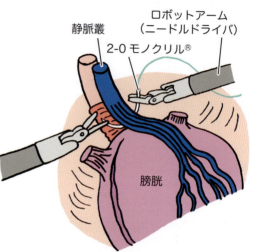

図2　静脈叢のバンチング（集束結紮）

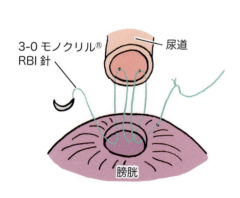

図3　膀胱尿道吻合
ダブルアームで連続縫合する。

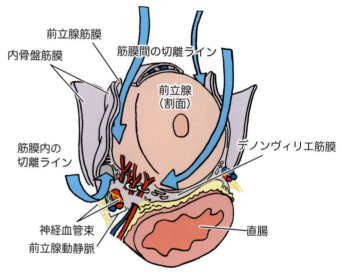

図4　NS（勃起神経温存）

　近年は、ロボット支援前立腺全摘除術（Robotic assisted Laparoscopic Radical prostatectomy；RALP、RARP）が広く普及しているため、本稿ではRARPについて言及する。

　切除範囲は図1のとおりで、根治性を担保しつつ、括約筋損傷を極力避ける。手術のおおまかな流れとしては、内骨盤筋膜切開後、深陰茎背静脈から静脈叢をバンチングしたら膀胱と尿道から前立腺を切離し、前立腺および精嚢を

照らし合わせてみよう！
術野や他の画像ではこう見えている！

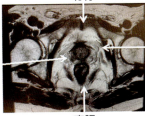

図5　前立腺のMRI画像

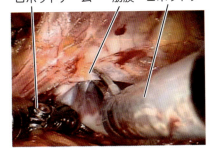

図6　内骨盤筋膜切開

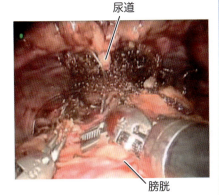

図7　膀胱尿道吻合

図5は、前立腺右葉尖部癌（cT2aN0M0）のMRI画像。図6では、内骨盤筋膜を切開し、前立腺形状を把握している。図7では、膀胱頸部と尿道を吸収糸（3-0 モノクリル®）ダブルアームにて反時計回り、時計回りの順に連続縫合（ファンフェルトーベン法）している。

まとめて摘出する（図2）。摘出後に膀胱と尿道の吻合と、症例によっては骨盤内のリンパ節を郭清する（図3）。症例によっては勃起神経温存（Nerve sparing；NSという）する（図4）。

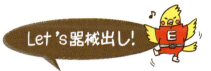

Let's器械出し！

RARPの場合、器械出し看護は正直、楽！なので座れる（笑）。ロボット手術の術者は、助手によるカメラ汚れのためのカメラの出し入れから、アーム交換、糸針の受け渡しなどを、じっと待っているため、じれったく感じる。助手が器械出し看護師にロボットにドッキングするアームを指示するので、それを手渡せばよいが、もちろん術式を理解し、必要な器械を指示される前に準備しておくと、よりスムーズなロボット手術になる。

術式理解をして、しっかりコミュニケーションをとることがとても大事である。しかも「大きな声で！」がポイントとなる。その理由は、

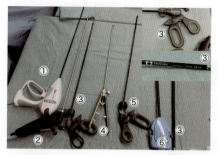

図8 RARPでよく使用する器械
①リガシュア™ブラントチップ、②吸引管、③把持鉗子、④持針器、⑤剪刀、⑥ロボットアーム。

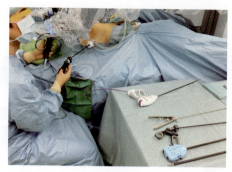

図9 RARPにより前立腺摘出中の術者

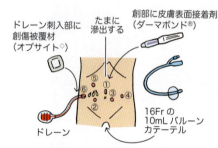

図10 RARP後の創部

5mm1カ所、8mm3カ所、12mm2カ所、合計6カ所の手術用の操作孔を開けて内視鏡用の手術機器を挿入する。①ダヴィンチカメラ用3cm、②～④ダヴィンチ操作用8mm、⑤助手操作用5mm、⑥助手操作用12mm。

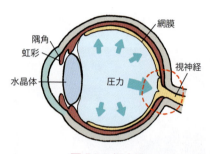

図11 緑内障

手術時間4時間以上で緑内障の発症リスクが上がるため、緑内障の人は術前に必ず点眼しておく。眼圧が上がることで視神経が圧迫され障害がみられる。術前に正常眼圧の人はまず大丈夫だが、眼圧が高い人は要注意となる。

ロボットの器械音で騒々しいからである。そのため、術者の声は拡声器で大音量となる。器械出し看護師は、術者の声に負けないくらい大きな声で、器械の受け渡しをすることが必要である。

　器械出し看護師が特に注意すべき術式の大まかな流れは、内骨盤筋膜切開（図6）、静脈叢のバンチング（集束結紮）（図2）、Rocco stich（壁補強）、膀胱尿道吻合である。よく使用する器械は図8、9を参照。NS（図4）をする場合には、ヘモロックやヘモクリップが必要となるため、クリップサイズを事前に確認する。

術後の観察ポイント

　手術終了後の創部は図10のとおりである。吻合不全があるかバルーンカテーテルでリークテスト（膀胱尿道吻合後、生理食塩水100～150mL注入して漏れがないか確認）する。漏れがない場合や出血が少ない場合は、当院ではドレーンを留置していない。

　そのほか、ロボット支援手術特有の合併症として、①30°頭低位による頸部痛、肩痛、手のしびれ、②緑内障（図11）、③コンパートメント症候群（局所の筋・神経組織が圧迫されて循環障害や循環不全を引き起こし、壊死や神経麻痺がみられる）などに注意が必要である。

第7章
産婦人科

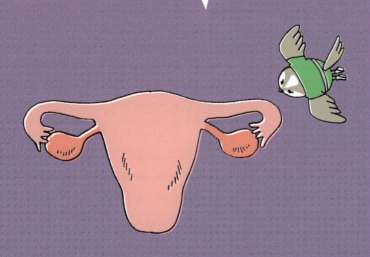

まずはここを知る！解剖図

1 女性の生殖器（子宮・卵巣・卵管）

● 坂本公彦
　NTT東日本関東病院産婦人科　医長
● 角田 肇
　同　部長

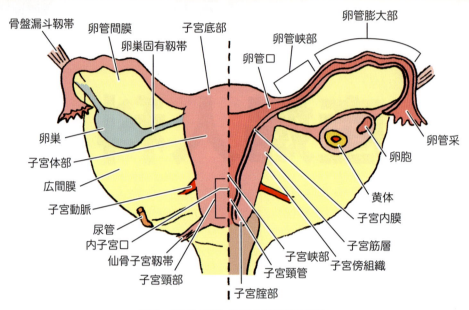

図1　子宮・卵巣・卵管の解剖（正面像）

子宮・卵巣・卵管の解剖（正面像）（図1）

　女性生殖器である子宮、卵巣、卵管は骨盤腔の最深部に位置する臓器で、正常大の子宮は7～8cm、卵巣は3cm程度の大きさである。これらの臓器の手術を行うには、まず周囲の腸管をタオルに包んで頭側に圧排し、さらに手術体位を骨盤高位として、良好な術野を確保する必要がある。

　子宮の内腔は細長い三角形をしている。子宮底部に近い2つの角には卵管口があり、ここから細長い卵管を通って腹腔内に通じている。もう1つの角は内子宮口・子宮頸部を通って腟につながる。腟から子宮内腔と卵管を通って腹腔内まで通じるこの経路は、妊娠という現象が起こる場であると同時に、骨盤腹膜炎や子宮内膜症といった疾患が発生する背景ともなっている。

　卵巣は親指頭大の実質臓器で、子宮と骨盤との間に2本の靱帯でぶら下がっている。このため可動性がよく、卵巣嚢腫が茎捻転を起こした場合には腫大した卵巣ごと2～3回転していることがある。

　卵管は左右卵巣のすぐ横に位置する管状の臓器で、卵管間膜という薄い膜で卵巣とつながっている。卵管の開口部にあたるふわふわした組織は卵管采と呼ばれ、排卵された卵子がここから卵管に入る。

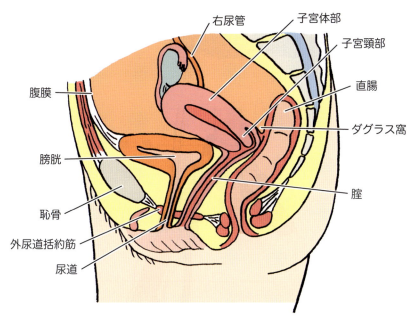

図2　子宮・卵巣・卵管の解剖（側面像）

子宮・卵巣・卵管の解剖（側面像）（図2）

女性骨盤部の断面を側方から見ると、卵巣・卵管と子宮体部は腹腔内にあるが、子宮頸部と腟は後腹膜腔に位置する。このため、子宮全摘出術を行う際には、骨盤腹膜を切開して後腹膜腔に入り、子宮頸部周囲の処理と腟の切断を行う必要がある。子宮と膀胱の間は軟らかい結合組織で隔てられており、通常は容易に剥離できるが、帝王切開の既往がある患者ではこの部分に強い癒着があり、剥離が難しい場合がある。子宮と直腸との間をつなぐダグラス窩腹膜と仙骨子宮靱帯も本来は軟らかい組織だが、この部分が子宮内膜症によって硬く線維化した症例では慎重に剥離する必要がある。

後腹膜腔の左右を走る尿管は腎臓から膀胱へと尿を運び、膀胱に入る直前、子宮頸部のすぐ側方を走行している。婦人科手術ではこの部分で尿管を損傷するリスクを避けるため、尿管を後腹膜（広間膜）から外側に授動して、さらに外科用テープをかけて尿管を保護することがある。尿管のすぐ背側には交感神経である下腹神経が走行しているが、これも尿管と同様、慎重に保護する必要がある。

引用・参考文献

1）角田肇ほか編．"女性性器の構造"．婦人科・乳腺外科疾患ビジュアルブック．第2版．落合慈之監．東京，学研メディカル秀潤社，2017，403p．

まずはここを知る！解剖図

② 後腹膜腔（血管・尿管・神経・リンパ節）

● 坂本公彦　NTT東日本関東病院産婦人科　医長
● 角田 肇　同　部長

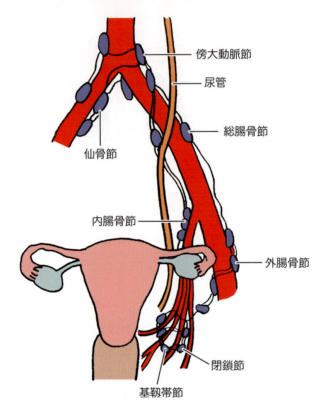

図1　骨盤リンパ節

骨盤リンパ節（図1）

　骨盤内には血管に沿って多くのリンパ管とリンパ節が分布しており、下肢・臀部・外陰部・骨盤内臓器などからのリンパ液が還流している。これらのリンパ節には部位ごとに総腸骨節・外腸骨節・基靱帯節といった名称がつけられていて、婦人科癌の手術ではこれらを系統的に郭清し、病理検査でリンパ節転移の有無を確認する。

　骨盤リンパ節郭清の副作用にリンパ浮腫がある。これはリンパ節郭清術を行ったことにより骨盤内のリンパ液の流れが悪くなり、下肢・外陰部・下腹部の腹壁などにリンパ液が貯留することが原因で起こるものである。またリンパ漏といって、リンパ節郭清を行った部分からリンパ液が腹腔内に漏れ、一時的に腹水として貯留し腹部膨満感をきたすこともある。

傍大動脈リンパ節（図2）

　腹部大動脈・下大静脈の周囲に分布するリンパ節を傍大動脈リンパ節とよび、婦人科癌の手

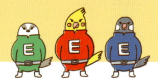

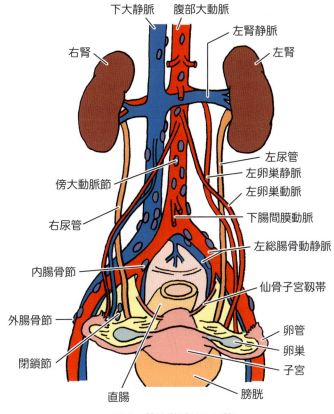

図2 傍大動脈リンパ節

術では大動脈分岐部から左腎静脈の高さまでのリンパ節を郭清する。この領域は子宮・卵巣から少し離れた場所にあり、図2に示すように卵巣動静脈が後腹膜腔を長く走行して腎臓の高さで腹部大動脈・下大静脈と合流する関係で、子宮体癌や卵巣癌などの悪性腫瘍が傍大動脈節にしばしば転移を起こすからである。

開腹手術で傍大動脈節を郭清するためには臍部から剣状突起（胸骨下端）まで切開する必要があり、骨盤内手術のための下腹部正中切開と合わせると、とても大きな手術創となる。腹腔鏡による小さな創での傍大動脈リンパ節郭清も一部の施設で始まっており、今後に期待がもてる。

引用・参考文献

1) 田畑務. 子宮体癌・卵巣癌における Staging Laparotomy：en bloc 骨盤・傍大動脈リンパ節郭清術. 改訂2版. 大阪, メディカ出版, 2018, 176p, (産婦人科手術スーパーレッスン).

オペナース"イイトコ取り" Go!

本当に手術に必要な解剖図

① 子宮頸癌の手術（広汎子宮全摘出術）

●坂本公彦
　NTT東日本関東病院産婦人科　医長
●角田　肇
　同　部長

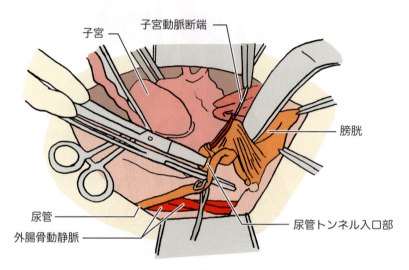

図1　尿管トンネルの開放と膀胱子宮靭帯前層の切開

尿管トンネルの開放と膀胱子宮靭帯前層の切開（図1）

　腎臓から膀胱まで尿を運んできた左右の尿管は膀胱に流入する直前、子宮頸部のすぐ横を通る。特に最後の数cmは子宮頸部前壁とほとんど接するように走行しているので、子宮頸部の処理を安全に行うためには、この部分の尿管を外側に逃してやる必要がある。このために行われるのが尿管トンネルの開放と、膀胱子宮靭帯前層の切開という操作である。

　子宮のすぐ横の高さを走行している尿管は、子宮頸部の左右に流入する子宮動脈と交差してその背側をくぐる。ここから膀胱流入部までの尿管は尿管トンネルとよばれる筒状の結合組織で包まれており、図1のように子宮動脈を切断して断端を腹側に持ち上げると、尿管の内側にトンネルの入口部が見える。ここにクーパー剪刀の先を閉じてそっと挿入すると、尿管と子宮頸部の間にすっと抵抗なく入ることができ、尿管は子宮頸部から離れる。

　トンネルの天井にあたる組織を膀胱子宮靭帯前層と呼び、一対の動静脈を含むこの靭帯を切開してトンネルを開放すると、尿管は子宮頸部から離れ、さらに外側に脱転することができる。

基靭帯の処理（図2）

　基靭帯は子宮頸部と左右の骨盤壁を深部でつなぐ結合組織である。周囲は豊富な脂肪とリン

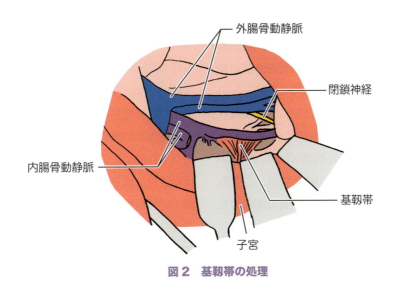

図2 基靭帯の処理

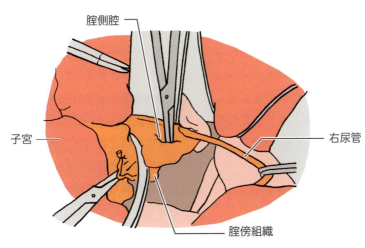

図3 膀胱子宮靭帯後層の切開

パ組織（基靭帯リンパ節）で覆われているため、基靭帯の処理はまず周囲の脂肪組織を丁寧に取り除き、基靭帯リンパ節を郭清することから始まる。

基靭帯の主要部分は子宮頸部から内腸骨静脈系に還流する静脈を含む数本の血管（本数には個人差・左右差がある）で、その背側には自律神経を含む結合組織の束が走っている。

従来の広汎子宮全摘出術では、基靭帯の血管部分と結合組織の部分を一括して切断していたが、最近は神経をできるだけ温存し、術後の排尿機能障害を予防する目的で、基靭帯の血管だけを1本1本切断しながら処理する術式が用いられることが多くなっている。

膀胱子宮靱帯後層の切開（図3）

　膀胱子宮靱帯前層を切開して尿管を外側に授動した後、子宮や腟と膀胱との間を剥離していくと、腟の左右に扇形に張った結合組織が現れる。これを膀胱子宮靱帯後層と呼び、膀胱から子宮頸部を経由して内腸骨静脈へと流れる静脈を豊富に含んでいる。後層の内側には、これも血流豊富な腟傍組織があるが、両者の間にはちょうどケリー鉗子1本が通るくらいの隙間がある（腟側腔）。この隙間にケリー鉗子を貫通させ、後層を一括して切断するのが伝統的な後層処理の方法である。

　一方、最近では後層の背側を走る神経（膀胱枝）を温存し、術後の排尿機能障害を予防する目的で、後層内部の血管を1本1本処理しながら、少量ずつ切断する方法もよく用いられる。後層を切断した後の子宮は可動性が非常によくなるので、腫瘍の大きさや位置により必要な高さで腟傍組織と腟管を切断し、子宮を摘出する。

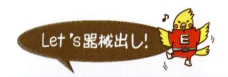

進行期と術式

　子宮頸癌の手術は進行期によって術式が異なる。広汎子宮全摘出術は主にⅠB1〜ⅡA2期に対して行われる手術で、上皮内癌〜ⅠA2期の子宮頸癌には単純子宮全摘出術または準広汎子宮全摘出術が行われる。

できるだけ術野を見よう

　広汎子宮全摘出術は骨盤の深部で多くの操作を行うため、器械出しの立ち位置からはよく見えない場面が多いかもしれない。まずは一歩前に出て、できるだけ術野を見てほしい。どうしても見えない場合は、術者に今どこの操作をしているか聞いてみるのもよいだろう。将来的には腹腔鏡による広汎子宮全摘出術が普及し、全員で同じ術野を見ながら手術できるようになる可能性がある。

パワーソースによるシーリング

　膀胱子宮靱帯前層・後層や基靱帯など骨盤深部での血管処理は挟鉗、切断、3-0結紮を繰り返す煩雑な手技だったが、最近ではリガシュア™やエンシール®といったパワーソースによるシーリングが多用されている。

左右対称な臓器の手術

　子宮はほぼ左右対称な臓器なので、広汎子宮全摘出術では子宮の左側と右側に対して交互に同じ操作を繰り返す場面が多く現れる。術者が左右逆サイドに移動したり、場所は動かず術者と助手の役割を交代したりするが、デバイスのフットスイッチを動かすなど、臨機応変に対応してほしい。

引用・参考文献

1）藤井信吾ほか．図解広汎性腹式子宮全摘出術．新版．藤井信吾総監修．東京，診断と治療社，2013，186p，（産婦人科手術シリーズ：カラーアトラス，2）．

オペナース"イイトコ取り"
本当に手術に必要な解剖図

② 骨盤リンパ節郭清

●坂本公彦
NTT東日本関東病院産婦人科　医長
●角田 肇
同　部長

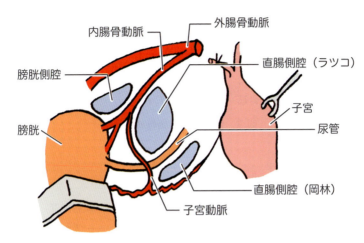

図1　（右）膀胱側腔・直腸側腔の展開

膀胱側腔・直腸側腔の展開（図1）

　骨盤リンパ節郭清は子宮頸癌・子宮体癌・卵巣癌など多くの婦人科癌の手術の際に行われる術式である。骨盤腹膜を切開して後腹膜腔に入り、血管に沿って分布する骨盤リンパ節を摘出していくが、最初は後腹膜腔全体に白い綿のように見える結合組織が充満しており、どこに血管があり、どこにリンパ節があるのかよくわからない。そこで、リンパ節の摘出を開始する前に、子宮・膀胱・直腸などの骨盤内臓器と血管の間にある結合組織を処理しながら、血管の走行とリンパ節の分布を明らかにしていく。

　膀胱側腔・直腸側腔はそれぞれ膀胱・直腸の左右にある結合組織を処理すると現れる空間で、この2つの空間の間には子宮動脈と、子宮頸部の深部へとつながる基靱帯とが走っている。尿管周囲の剝離を進めていくと、直腸側腔は尿管の内側と外側でさらに岡林直腸側腔・ラツコ直腸側腔とよばれる2つの空間に分かれる。これらの腔を開放しながら骨盤リンパ節を郭清し終えると、骨盤内の血管が深部まできれいに露出され、基靱帯を切断する準備が整う。

内腸骨・外腸骨節の郭清（図2）

　内腸骨・外腸骨動静脈などの骨盤内血管は血管鞘とよばれる膜状の組織に包まれている。この血管鞘はリンパ管を豊富に含んでおり、骨盤リンパ節もその多くは血管鞘の中に存在する。内腸骨・外腸骨節の郭清は、まず血管の走行に沿ってこれらの血管鞘を切開することから始まる。血管の皮をむくようにして血管鞘を血管から丁寧に外していくと、血管鞘に含まれる脂肪組織やリンパ組織が一緒に摘出できる。

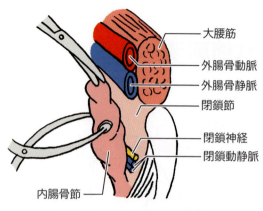

図2 内腸骨・外腸骨節の郭清

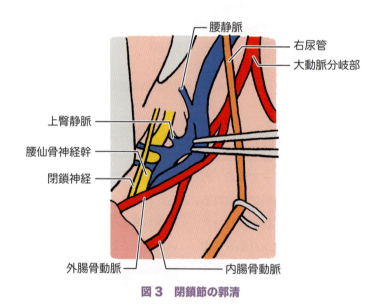

図3 閉鎖節の郭清

　手術が終了した後にこれらの組織をメスや剪刀でさばいて余分な脂肪やリンパ管などを取り除き、リンパ節を病理検査に提出する。郭清範囲の頭側・足側の両端ではリンパ管の断端からリンパ液が漏出してリンパ漏を発症するのを防ぐため、断端の結紮またはシーリングデバイスによる処理を行う必要がある。

閉鎖節の郭清（図3）

　閉鎖節は外腸骨動静脈の深部にあるリンパ節で、内腸骨動静脈から分かれた閉鎖動静脈の周囲にあたる。骨盤腔のやや深い場所にあるこの部分のリンパ節を郭清するには、外腸骨動静脈の外側から入るルートと、内側から入るルート

との2通りの方法があり、どちらから開始しても最終的には外腸骨動静脈の裏側で2つのルートがつながり、一塊のリンパ組織が摘出されることになる。

　閉鎖節の近くには閉鎖神経が走行しており、郭清が終わると図3のように閉鎖神経の走行が明らかとなるので、郭清のよい目印となる。また閉鎖神経の背側には上臀静脈・下臀静脈などの血管や腰仙骨神経幹が走っており、郭清が終わるころには周囲がすっかりきれいに掃除され、これらの構造が一目瞭然となる。

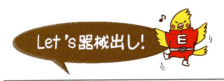

術野をのぞいてしっかり見よう

　骨盤リンパ節郭清は、症例ごとに多少のバリエーションはあっても、一定の手順で系統的に行われる。骨盤内の比較的深い場所で行われるため、術者と助手以外の場所からは少し術野が見えにくいが、タイミングをみて術野をのぞき込み、今どのあたりを手術しているのかを確認しながら、積極的に手術に参加してほしい。

シーリングデバイスの普及

　骨盤深部での血管やリンパ管の処理を行うため、以前は3-0結紮糸による深部結紮が多用されていたが、最近ではリガシュア™やエンシール®といったシーリングデバイスが多用されている。

腹腔鏡手術の普及

　腹腔鏡下に骨盤リンパ節郭清を行う施設も少しずつ増えている。開腹手術に比べて骨盤深部の視野が格段によくなるが、基本的な郭清手順自体は開腹と同様である。

引用・参考文献

1) 田畑務. 子宮体癌・卵巣癌におけるStaging Laparotomy：en bloc 骨盤・傍大動脈リンパ節郭清術. 改訂2版. 大阪, メディカ出版 2018, 176p, (産婦人科手術スーパーレッスン).

オペナース "イイトコ" 取り
本当に手術に必要な解剖図

● 坂本公彦
NTT東日本関東病院産婦人科　医長
● 角田 肇
同　部長

③ 腹腔鏡下子宮全摘出術

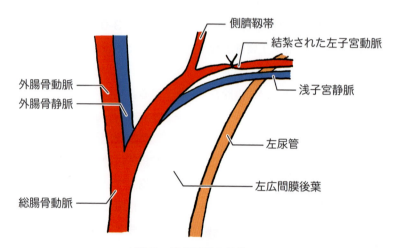

図1　子宮動脈の結紮

子宮動脈の結紮（図1）

　子宮動脈は左右の内腸骨動脈から枝分かれして子宮頸部に流入する動脈である。最初は綿状の結合組織に埋もれているが、手術の早い段階で結合組織を処理して子宮動脈を同定し結紮しておくと、後で子宮傍組織と腟管を切開して子宮を摘出する際の出血を減少させることができる（施設によっては結紮しない場合もある）。

　子宮動脈を見つける方法としては、先に骨盤腔の頭側で尿管の走行を確認し、これを膀胱に向かって追っていくことで子宮動脈と尿管との交差部を同定する方法や、先に側臍靭帯を確認し、これを背側に追っていくことで子宮動脈と内腸骨動脈との分岐部を同定する方法などがあ

る。子宮動脈を同定したら、そのすぐ裏側を走る浅子宮静脈に注意しながら周囲の結合組織を処理して動脈だけを単離し、1-0吸収糸で結紮する。

膀胱子宮窩の剝離（図2）

　膀胱子宮窩は子宮と膀胱の間にある腹膜の陥凹である。この部分の腹膜を水平に切開すると、後腹膜腔では膀胱と子宮頸部がじかに接している。膀胱を腹側に、子宮を背側に軽く牽引すると、膀胱と子宮の間にある結合組織が前後に伸ばされるので、その部分を切開していけば膀胱や子宮頸部を損傷することなく膀胱を子宮から剝離できる。

　子宮頸部と腟との境界（腟円蓋）を少し超え

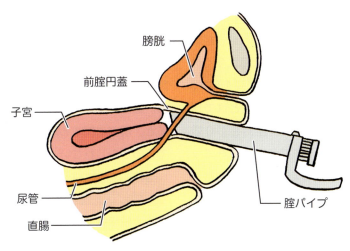

図2 膀胱子宮窩の剥離

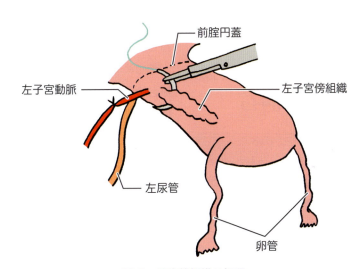

図3 子宮傍組織の処理

る高さまで剥離を進めるが、腟円蓋は腹腔鏡のスコープで見ただけでは少しわかりにくいため、腟パイプやルミⅡ™とよばれるデバイスで腟内から円蓋部を押し上げることで、腹腔鏡下に腟円蓋を確認することが容易となる。腟円蓋を少し超える高さまで膀胱の剥離を進めておくと、後で子宮摘出の際に円蓋に沿って水平に腟壁を切開すれば、腟壁を縫合閉鎖するためのちょうどよい縫いしろが残る。

子宮傍組織の処理（図3）

子宮の左右には、左右の骨盤壁と子宮との間をつなぐ太い靱帯のような組織がある。これを子宮傍組織といい、この中には子宮動脈と多く

の静脈が含まれている。最初、子宮傍組織は白い綿状の結合組織に包まれているが、結合組織を鈍的・鋭的に処理していくと、次第に多くの血管が束状に集まった子宮傍組織が姿を現す。これらの血管を1本1本処理することはできないので、まず子宮傍組織の骨盤側を1-0吸収糸で1針結紮した後、子宮側をハーモニック®やリガシュア™といったデバイスを使用して複数の血管をまとめて処理しながら、少量ずつ切開していく。この際、尿管が意外に近くを走行していることがあるため、十分に注意が必要である。左右腟円蓋の高さまで子宮傍組織の切開を進めたら、あとは腟壁を全周性に切開して子宮を摘出する準備が整う。

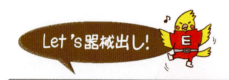

腹腔鏡下手術は術野がよく見える

　婦人科の腹腔鏡下手術は骨盤深部の解剖が非常によく見えることが特徴で、さらに術者・助手・器械出し看護師や外回り看護師まで同じ視野を共有しながら手術できるという、開腹手術にはない利点がある。開腹手術では器械出しの位置からはよく見えない子宮頸部と腟管・尿管周囲の解剖も、腹腔鏡ならよく見ることができる。腹腔鏡手術に慣れた後で再び開腹手術に入ると、解剖に関する理解が深まったことを実感できるかもしれない。

多様なデバイスを絶えず整理する

　腹腔鏡手術ではさまざまな鉗子やデバイスが用いられる。臓器の把持、剝離、切開凝固や縫合結紮、洗浄吸引など、さまざまな動作を1本で行える万能のデバイスはないため、手術中にはどうしても多様な鉗子・デバイスを頻繁に持ち替える必要がある。電源コードや吸引・送水のためのチューブなどが絡まないように、器械台の上を絶えず整理しながら、臨機応変な対応をお願いしたい。

引用・参考文献
1) 日本産科婦人科内視鏡学会編. "子宮全摘", 産婦人科内視鏡下手術スキルアップ. 改訂第2版. 東京, メジカルビュー社, 2010, 246p.

第8章

耳鼻咽喉科

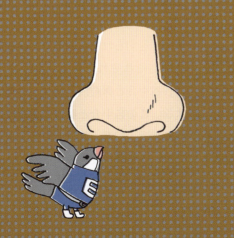
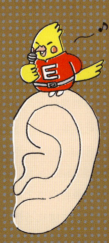

まずはここを知る！解剖図

1 鼻全体

竹田貴策
東京医科歯科大学耳鼻咽喉科・頭頸部外科

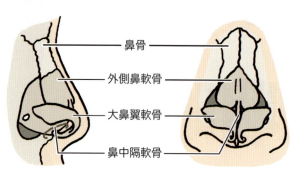
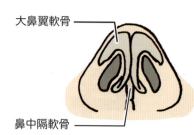

図1　鼻

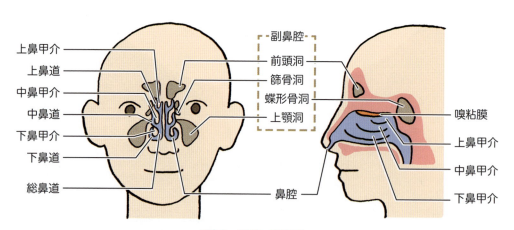

図2　鼻腔・副鼻腔

鼻（図1）

鼻の形は鼻骨と軟骨（外側鼻軟骨、大鼻翼軟骨、鼻中隔軟骨）で構成される。

鼻腔・副鼻腔（図2）

鼻の内腔を鼻腔とよび、鼻腔内は上から上鼻甲介、中鼻甲介、下鼻甲介とよばれる構造物によって区切られる。各甲介と鼻腔外側粘膜との空間をそれぞれ上鼻道、中鼻道、下鼻道とよび、各甲介と鼻腔内側粘膜との空間を総鼻道とよぶ。この各甲介と鼻道の構造は、呼吸時の空気の加温・加湿、気流の調整、異物の除去などにおいて重要な役割を果たしている。総鼻道内側には嗅上皮とよばれる嗅粘膜が存在し、においの感覚器である嗅細胞が分布している。

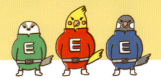

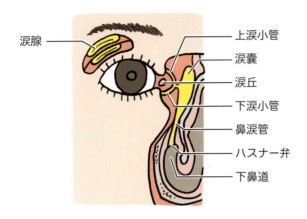

図3　鼻腔と眼窩

さらに鼻腔は鼻腔外の空間である副鼻腔と交通している。この副鼻腔は頭蓋骨の軽量化や音声共鳴の役割を果たしているとされる。副鼻腔には上顎洞、篩骨洞、前頭洞、蝶形骨洞の4種類があり、鼻腔との交通部分はそれぞれの副鼻腔の開口部（自然口）を介している。各自然孔は上顎洞・前部篩骨洞・前頭洞が中鼻道に、後部篩骨洞・蝶形骨洞は上鼻道にそれぞれ開口している。

鼻腔と眼窩（図3）

また、鼻腔と眼窩内は近接しており、紙様板とよばれる薄い骨で区切られている。眼窩内の涙液は涙小管→涙嚢→鼻涙管を介して下鼻道に排出されており、鼻腔と眼窩は解剖学的にも機能的にも重要な隣接臓器であることがわかる。

まずはここを知る！解剖図

2 扁桃腺周囲

●稲葉雄一郎
東京医科歯科大学耳鼻咽喉科・頭頸部外科　助教

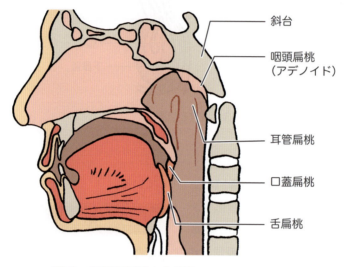

図1　扁桃腺周囲の全体像

扁桃腺周囲の全体像（図1）

　一般に用いられる「扁桃腺」とは口蓋扁桃のことであり、これ以外に咽頭扁桃（アデノイド）、舌扁桃、耳管扁桃がある。

　これらの扁桃は口腔や外鼻孔（いわゆる鼻の穴）から吸引した異物が咽頭に到る前に免疫応答するために存在する、粘膜関連リンパ組織（Mucosa-Associated Lymphoid Tissue；MALT）の一種である[1]。

　各扁桃はリンパ小節（リンパ節ではない）の集簇であり、なかでも口蓋扁桃には他の扁桃と異なり、表面の亀裂と陥没で作られるポケット状の構造（陰窩）が認められる。これにより吸入抗原を効率的に取り込むことができる反面、物理的バリアが弱く、扁桃実質内に容易に細菌や物質が入り込みやすい。

各扁桃組織の分布（Waldeyer咽頭輪）（図2）

　各扁桃は各々効率的に機能するために咽頭を輪状に取り囲むように配置されており、これをWaldeyer咽頭輪とよぶ。中咽頭側壁は口蓋扁桃を含み、上咽頭円蓋に咽頭扁桃（アデノイド）が、上咽頭側壁の耳管咽頭口周囲に耳管扁桃が、中咽頭前壁（いわゆる舌根）に舌扁桃が存在する。

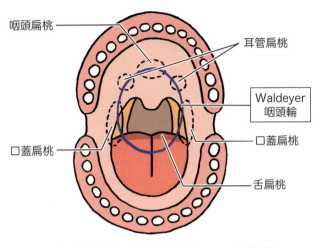

図2　各扁桃組織の分布（Waldeyer咽頭輪）

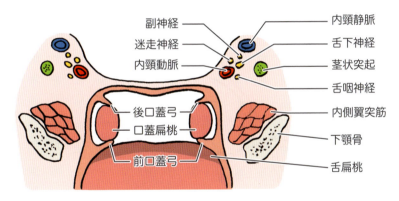

図3　口蓋扁桃レベルにおける水平断

口蓋扁桃レベルにおける水平断（図3）

耳鼻咽喉科手術として最も頻度の高い口蓋扁桃摘出術に際しては、それが外頸動脈系から複数の血流を受けており、内頸動脈にも近接していることが重要である[2]。アデノイド切除術に際しては、耳管咽頭口の近傍であるばかりでなく斜台、第1、2頸椎、椎前筋も近接していることを念頭に置く必要がある。

引用・参考文献

1) 氷見徹夫ほか．扁桃・アデノイドの基礎知識と手術治療に関連する問題点．日本耳鼻咽喉科学会会報．119 (5), 2016, 701-12.
2) 藤原啓次．"扁桃摘出術のための臨床解剖"．イラスト手術手技のコツ　耳鼻咽喉科・頭頸部外科　咽喉頭頸部編．村上泰監．飯沼壽孝ほか編．東京，東京医学社，2005，109-10．

まずはここを知る！解剖図

３ 耳全体

藤川太郎
東京医科歯科大学耳鼻咽喉科・頭頸部外科　助教

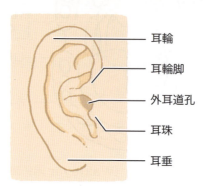

図1　右耳介

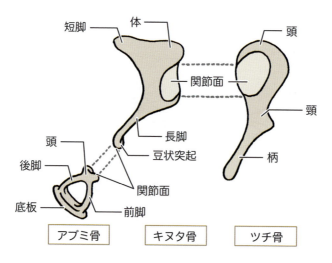

図3　耳小骨

耳の解剖は外耳、中耳、内耳に区別される。に連続する。

外耳（図1、2）

耳介は側頭部に突出し、軟骨で支えられたヒダがある。外耳道孔の隆起は耳珠といい、軟骨がしばしば鼓室形成術の再建材料として利用される。外耳道は非常に薄い皮膚で覆われ、鼓膜

中耳（図2、3）

鼓膜は半透明の膜で、ツチ骨柄で緊張を与えられ、中央が凹んだ円錐形を成している。キヌタ・アブミ関節が透見されることがある。奥は鼓室とよばれ、鼓膜よりもずっと大きい空間で

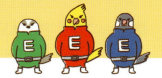

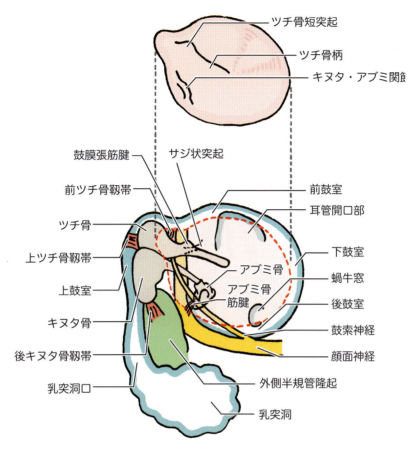

図2 手術体位の右鼓膜と右鼓室のイメージ

ある。（患者にとって）後上1/4にはデリケートなキヌタ・アブミ関節があり、鼓索神経（味覚）が通るため、手術の際は慎重な操作を要する。上方は上鼓室（「屋根裏部屋」の意味）とよばれ、ツチ骨とキヌタ骨の大部分が収まり、後方で乳突洞に連絡し、天井は薄い骨で中頭蓋窩に接する。鼓室内側壁に顔面神経がほぼ水平に走る。

耳小骨（図2、3）

耳小骨はツチ骨、キヌタ骨、アブミ骨が順に関節で連合し（耳小骨連鎖）、鼓膜の振動を内耳に伝えるはたらき（伝音連鎖）がある。いくつかの靱帯によって支えられているほか、ツチ骨には鼓膜張筋腱が、アブミ骨にはアブミ骨筋腱がそれぞれ付着する。アブミ骨は前庭窓にはまっていて内耳と連絡するため、手術の際は内耳障害（難聴、耳鳴、めまい）を起こさないように細心の注意が必要である。

内耳

内耳は骨で包まれ、内部はリンパ液で満たされているが、通常の手術で見ることはない。前庭窓のやや下方にある蝸牛窓は膜で閉ざされていて、人工内耳の電極の挿入経路となる。

まずはここを知る！解剖図

❹ 頸部、喉頭

岡田隆平
東京医科歯科大学耳鼻咽喉科・頭頸部外科

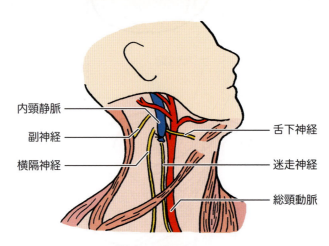

図1　側頸部

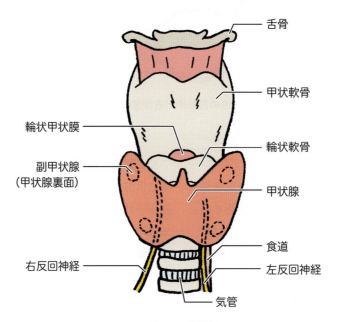

図2　前頸部

頸部は頭部と体幹をつなぐ多くの血管および神経が走行する。その損傷は後遺症に直結するため、十分に解剖を理解する必要がある。

側頸部（図1）

総頸動脈、内頸静脈や副神経（上腕の外転）、

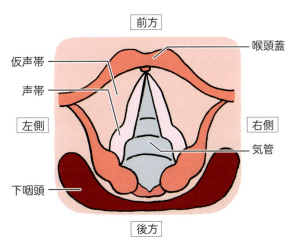

図3　喉頭内腔

迷走神経（嚥下、声帯の運動）、舌下神経（舌の運動）、横隔神経（横隔膜の運動）の走行が重要である。特に頸部郭清で重要となるが、詳細については他稿を参照されたい。

前頸部（図2）

上方から甲状軟骨、輪状軟骨、気管の順に連なっている。声帯は甲状軟骨レベルにある。声帯より下方で気道確保が必要な場合、緊急であれば輪状甲状膜を切開もしくは穿刺する（輪状甲状膜切開、穿刺）が、時間的に余裕がある際にはさらに下方の気管を切開する（気管切開）。

気管の前面〜側面に甲状腺（新陳代謝を促す）が付着し、甲状腺の背側に副甲状腺（カルシウムの調節）が、一般的には左右2腺ずつ付着している。気管の脇を反回神経（迷走神経の分枝、声帯の運動）が走行するので注意が必要である。食道は気管の背側を走行する。

喉頭内腔（図3）

声帯は白い帯として見える。気管挿管の際に一度麻酔科医に見せてもらうとよい。

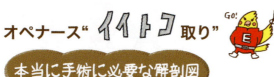

① 鼻の手術

●鈴木康弘
東京医科歯科大学耳鼻咽喉科　講師

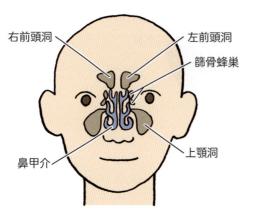

図1　副鼻腔の構造・正面

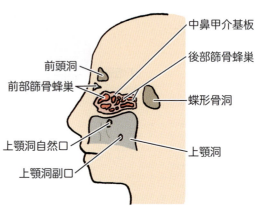

図2　副鼻腔の構造・側面

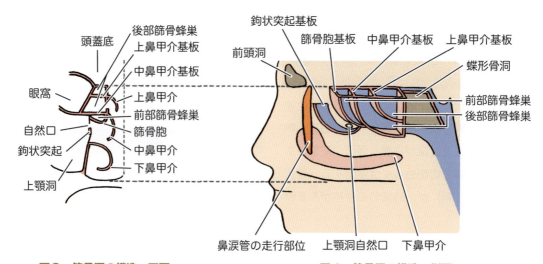

図3　篩骨洞の構造・正面　　図4　篩骨洞の構造・側面

鼻涙管の走行部位

まず鼻副鼻腔の解剖を示す。いずれも正面を向いた状態での構造物の位置を、正面視と側面視で記している（図1、2）。

鼻涙管は眼窩内側にある涙嚢から下行し、鉤状突起の前方を通過して、下鼻道の上方に開口している。鉤状突起の突出が良好であれば間違えることはないが、突出が不良ではっきり見えない場合や、中鼻甲介が前方に進展してきてい

る場合は、鉤状突起と鼻涙管の位置関係をしっかり見極めることができずに鼻涙管の部分（鼻涙管隆起）で操作を行ってしまい、鼻涙管損傷を起こしかねない（図3、4）。

篩骨洞の位置関係（図3、4）

篩骨洞は中鼻甲介基板（第Ⅲ基板）で前部と後部に境界されるが、後方に向かって階段状になっている。しかし術中は仰臥位あるいは半坐位になるため、また内視鏡の先端の角度によっては見え方が変わる。このため、内視鏡画像をいかに解剖図に近い状態にするかで、手術の行いやすさや安全性が変わってくる。

眼窩内側壁と頭蓋底の位置

篩骨洞の上方は頭蓋底であり、外側には眼窩が存在している。炎症が強く出血が多い症例や鼻茸が充満している症例では視野を確保することが難しくなることがあり、解剖がしっかりわかっていないと他臓器の損傷を引き起こしかねない。個人差もあるため、術前に画像で症例ごとの解剖を確認しておくことが大事である。

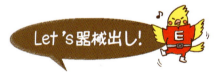

ボスミン付きコメガーゼの取り扱い

手術の開始前には鼻内の視野を確保するためボスミン付きコメガーゼを挿入する。ここで使用するガーゼの長さは術者によって違うので、事前に確認せずに切って準備してしまうと、あらためて切り直さなければならなくなる。カウント間違いを生じる可能性も出てくるため、準備の際には術者に確認しておくほうがよい。

また、ボスミン付きコメガーゼは一度に作りすぎると、時間の経過とともに乾燥してしまうため、使用状況を見ながら適宜追加していく。鼻毛があると内視鏡の先端が汚れやすくなるので、執刀前には下甲介剪刀を用いて切除しておく。止血目的も兼ねて、局所にボスミン入りキシロカイン®を注射するが、注射針は22Gか23Gのカテラン針を準備する。

上顎洞自然口の開放

鉤状突起の切除は、一般的には鎌状メスを用いて行うが、状況により彫骨器を用いることもある。鉤状突起を切除した後に上顎洞自然口を同定し、これを拡大する。

まず上顎洞自然口を開放する理由は、上顎洞自然口より外側で篩骨洞の操作を行うと、眼窩内側壁損傷の可能性が高くなるからである。上顎洞自然口を開放する際は、黒須式剝離子で位置を確認した後、デブリッダーを用いて粘膜切除を進める。拡大が不十分な場合は、自然口の前方部分が残っていることが多く、バックワードを用いて切除を追加する。この際は、前方にある鼻涙管を損傷しないように注意する必要がある。

篩骨洞の操作

次いで篩骨洞の操作を行うことになるが、このときに眼窩内側壁と頭蓋底の損傷に気をつける必要がある。眼窩内側壁は上顎洞自然口を目安に確認することができるが、頭蓋底については、特に炎症が強い症例では炎症性の粘膜なのか頭蓋底を示唆する粘膜なのかの判断が難しいことが多い。より安全に手術を行うためにも、

照らし合わせてみよう！
―術野や他の画像ではこう見えている！―

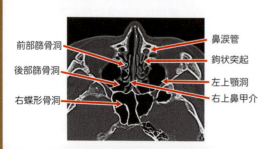
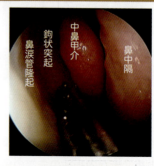

図5　ほぼ正常な鼻のCT画像

図6　手術開始前の右鼻内所見

　ほぼ正常なCT画像を示す（図5）。鼻涙管と鉤状突起の位置関係を見ると、前後に近接しているのがわかる。この症例では鉤状突起の突出が強く、鼻涙管の部分を操作してしまう可能性は低いと考えられる。

　手術開始前の右鼻内所見を示す（図6）。鉤状突起を切除して中鼻道の視野を確保するが、鼻涙管（鼻涙管隆起）がその手前を頭側から尾側に走行している。鼻涙管隆起を鉤状突起と間違えて切除してしまうと、鼻涙管を損傷し、流涙等の症状が出てしまう。この症例では鉤状突起の張り出しが確認しやすいため、鼻涙管損傷は生じにくいと思われる。

　炎症が強い症例（鼻茸で充満しているような）や経験の浅い術者が手術を行う際は、ナビゲーションを併用するほうがいいと思われる。

　後部篩骨洞は、中鼻道からだと後端の把握が難しいことが多く、総鼻道から上鼻甲介を同定の上、上鼻道を開放して行うほうが安全である。上鼻甲介をさらに奥に進んでいくと、蝶形骨洞自然口が確認できる。ときに外側寄りに自然口が存在していることがあり、この場合は術後出血の可能性が高まるため、鼻中隔後端の粘膜を鎌状メスで切開したうえ、本来の自然口と連続させるほうが安全である。

前頭洞の操作

　前頭洞はほぼ垂直の視野で操作する必要があり、また少しでも位置がずれると頭蓋底損傷の可能性がある。前頭洞を操作する際は、弯曲の強い鉗子類に加え、70°斜視鏡（施設により角度は異なる）を準備しておく必要がある。炎症所見の確認で部位ごとの組織検査を行う場合は、外回りに小さなホルマリン瓶をたくさん用意してもらう。

　操作が終了したら止血剤を鼻内に挿入するが、その種類は施設により、また術者により異なるため、術者からの指示がない場合は、準備する時間も踏まえて事前に確認しておく。

引用・参考文献
1) 切替一郎. 新耳鼻咽喉科学. 改訂11版. 野村恭也監. 加我君孝編. 東京, 南山堂, 2013, 249.

オペナース"イイトコ取り"
本当に手術に必要な解剖図
② 扁桃摘出術（口蓋扁桃摘出術）

鈴木康弘
東京医科歯科大学耳鼻咽喉科　講師

8章 手術編　耳鼻咽喉科

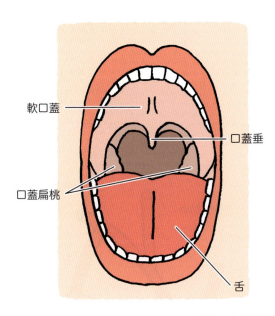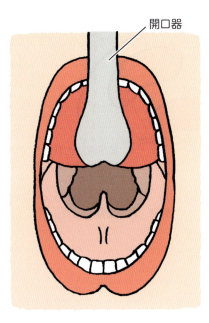

図1　術中は上下逆転した視野になる

術中は上下逆転した視野になる

通常、口腔内を観察すると、図1左のような所見となる。しかし、口蓋扁桃摘出術は頭側に術者が立つため、上下が反転した所見となる。手術の際は開口器（Davisの開口器）を用いて口腔内の視野を確保するため、図1右の状態で手術を行うこととなる。

内頸動脈の走行

口蓋扁桃の高さでの水平断所見を示す（図2）。この図では筋膜のみを記載し、筋肉や神経などの構造物は省いている（左側での位置関係）。

扁桃の外側にまず局所麻酔を行ってから手術を行うが、これが外側すぎたり、深く刺入してしまうと、内頸動脈に局所麻酔薬を投与してしまいかねない。また術中も、扁桃を包んでいる被膜に沿って剥離・摘出を進めていかないと、口蓋扁桃周囲の筋層を越えて走行異常があった場合、血管を直接傷つけてしまう事態も起こりうる。

外頸動脈とその分枝の走行

口蓋扁桃はいくつかの動脈の分枝が栄養しているため（図3）、摘出の際はそれぞれをしっかりと止血することが大切である。扁桃の下極は舌動脈の扁桃枝が主に栄養しているが、この

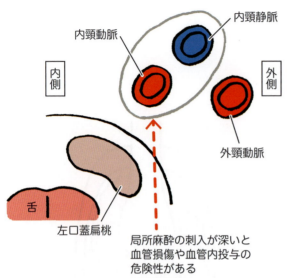

図2 内頸動脈の走行

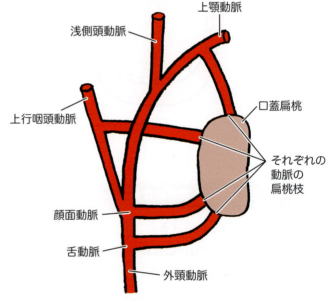

図3 外頸動脈とその分枝の走行

部分は舌根部が近いこともあり、視野が取りにくい部分である。通常は口蓋扁桃を牽引することで視野をできるだけ確保し、剝離や止血を行う。

止血をしっかり行わずに口蓋扁桃を摘出してしまうと、出血部位が舌根部の奥の方に入り込み、この牽引力を使うことができずに止血困難となる可能性がある。このような場合は術後出血の可能性も高くなってしまう。こうした状況を考え、術中にしっかり止血できていても、同部位を絹糸で結紮する場合がある。

照らし合わせてみよう！

術野や他の画像ではこう見えている！

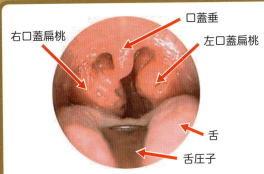
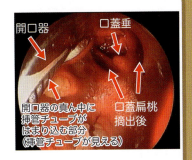

図4 口蓋扁桃摘出術（左：術前の所見、右：術後の内視鏡所見※上下反転している）

　図4の左は通常の診察で撮影した所見で、図4の右は口蓋扁桃摘出後の所見である。術前の所見としては、左図を上下反転させたものとなる。術中、舌は開口器で圧排されているために、右図のように舌全体は見えず、開口器で圧排されていない舌根部付近や舌辺縁部の一部が見えるだけになっていることが多い。

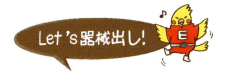

Let's器械出し！

視野の確保

　手術開始前に、視野を確保するために開口器を挿入する。舌肥大があったり、口が開きにくい場合、開口器をそのまま入れて展開することは困難なので、舌圧子を用いて舌を圧排しながら開口器を挿入する。唾液分泌が多い場合も展開が困難となるため、吸引嘴管の準備が必要である。

咽頭パッキング

　展開後、食道や胃に血液が流れ込まないようにガーゼで咽頭をパッキングする場合がある。このとき、8つ折りガーゼでは大きすぎるので、半分くらいに切ったものを準備するとよい。その場合、ガーゼを半分にしたことや咽頭パッキングしたことを、外回り看護師や、麻酔科医にも周知しておくと、手術終了時に再確認することができていいだろう。

バイポーラの取り扱い

　扁桃摘出中は剥離・止血・切除を交互に頻回に行うため、ツッペル、バイポーラ、剪刀を常に手元に準備しておく。またバイポーラ使用時は煙が生じて視野が見にくくなるため、余裕があれば口腔内の吸引を行うとよい。
　このとき、吸引嘴管はあまり奥に入れてしまうと視野の邪魔になるので、口唇に乗せるくらいでも効果的である。また、バイポーラの先が

汚れてしまうと、止血したいときにうまく使用できなくなってしまうことがあるので、適宜掃除をしておく。

止血の確認

片側の口蓋扁桃を摘出すると、いったん止血の確認をすることになるが、ツッペルで出血がないか確認し、出血部位をバイポーラで焼灼する場合もあれば、ボスミンやピロゾンを染み込ませた大きめの綿球を使用する場合もあるので、術者の希望をあらかじめ聞いて準備しておくとよい。また、止血目的に結紮する場合があるが、このときは2-0絹糸など、やや太めの糸を準備しておくといいだろう。

両側口蓋扁桃摘出後に最後の止血確認を行うことになるが、この際にいったん開口器をゆるめたり昇圧したりして数分間様子を見ることがある。いったん開口器を口腔内から出してしまった場合は、再度止血確認を行う際に舌圧子が必要となる。

後出血に注意

最後の止血確認が終われば手術は終了となるが、口蓋扁桃摘出術で最も注意しなければならないのが後出血である。手術が終了しても、万が一のために吸引嘴管やバイポーラは覆布をかぶせておくなど清潔状態を保つといいだろう。患者が覚醒し、抜管が済んで、最後の最後の止血確認を終え、術者から「出血なしで大丈夫」という発言があるまでは、器械は清潔を保っていただきたい。

引用・参考文献

1) 切替一郎・新耳鼻咽喉科学．改訂11版．野村恭也監．加我君孝編．東京，南山堂，2013，387-8．

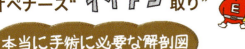

●川島慶之
東京医科歯科大学耳鼻咽喉科　准教授

③ 鼓室形成術

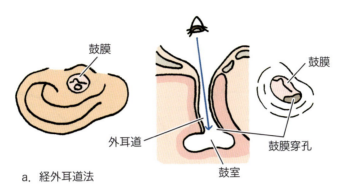

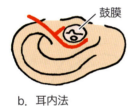

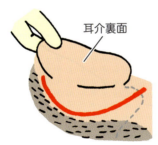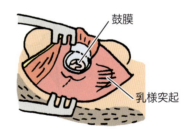

図1　鼓室・乳突洞へのアプローチ法

鼓室・乳突洞へのアプローチ法（図1）

鼓室・乳突洞へのアプローチの方法として、経外耳道法（図1-a）、耳内法（図1-b）、耳後法（図1-c）がある（図はいずれも右耳）。

経外耳道法は鼓室内に限局した、もしくは鼓室から乳突洞の入口部までの病変が適応であり、乳突洞口を超えて乳突洞内へ進展する病変では一般に耳内法もしくは耳後法が適応となる。

近年、経外耳道法では内視鏡が用いられることが多くなり、経外耳道的内視鏡下耳科手術（Transcanal Endoscopic Ear Surgery；TEES）とよばれる。一方、耳内法および耳後

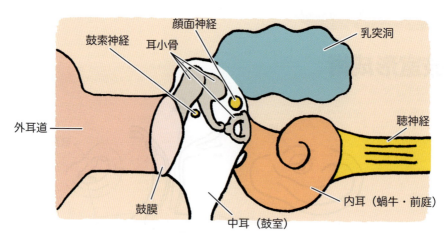

図2　耳の模式図

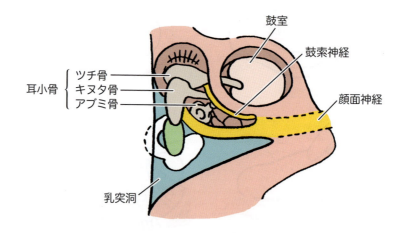

図3　鼓室・乳突洞の構造

法では一般に顕微鏡が用いられる。

術野を理解するための耳の模式図（図2）

外耳道は直径約1cm、長さ約3cmの管状構造であり、突き当たりに厚さ約0.1mm、直径9mmの鼓膜が存在する。鼓膜の深部は中耳で、鼓室および乳突洞から成り、生理的には含気している。

鼓室には3つの耳小骨（鼓膜側から内耳に向かってツチ骨・キヌタ骨・アブミ骨）が存在し、鼓膜の振動を内耳に伝えている。鼓室には味覚を司る鼓索神経および表情筋を動かす顔面神経が走行しており、術中に損傷しないよう注意が必要である（図3）。

術野：鼓室・乳突洞の構造

実際の術野では、内耳道から鼓室に出てきた顔面神経はツチ骨とキヌタ骨の深部を走行し、

照らし合わせてみよう！
術野や他の画像ではこう見えている！

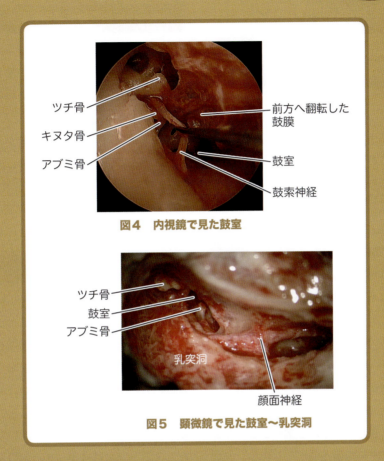

図4　内視鏡で見た鼓室

図5　顕微鏡で見た鼓室〜乳突洞

　経外耳道的内視鏡下耳科手術により、右耳の鼓室形成術を行っている際の術野を示す（図4）。鼓膜を前方に翻転し、鼓索神経を鈍なフックで前方へ牽引している。鼓室にはツチ骨・キヌタ骨・アブミ骨が見られ、中鼓室の後壁から出てきた鼓索神経が鼓室を通り、ツチ骨とキヌタ骨の間に進入している。

　顕微鏡下に右顔面神経減荷術を施行している際の術野を示す（図5）。キヌタ骨は摘出され、顔面神経管周囲の骨が削開されて顔面神経が露出している。内耳道から鼓室に出てきた顔面神経は、ツチ骨の深部からアブミ骨のすぐ頭側を水平に通った後に尾側に折れ、乳突洞内を垂直に下降する。

アブミ骨のすぐ頭側を通って乳突洞へと走行する。顔面神経は乳突洞内においては顔面神経管（Fallopio管）とよばれる骨管の中を走行するが、途中で鼓索神経を分枝する。鼓索神経は顔面神経から分かれて鼓室に入り、ツチ骨とキヌタ骨の間を走行し舌神経に達する。

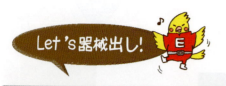

最も繊細な操作を必要とする手術

　耳科手術はあらゆる手術の中で最も繊細な操作を必要とする手術の一つである。術者は術野から目を離すことができないので、スムーズな手術進行のために器械出しの役目は極めて重要である。

多彩な器械が用いられる

　鼓室形成術は術野が限られるため、細身で先端の形状が異なる多彩な器械が用いられる。代表的な器械として、ピック・フック・テラメッサー・膝状鑷子・麦粒鉗子・シェー氏剪刀・ローゼン氏吸引管・筋膜圧迫鉗子などが挙げられる。

　ピックには直と曲がりがあり、フックはその先端の曲がった部分の大きさ、曲がりの角度、鈍か鋭かなどにより多彩なバリエーションがある。テラメッサーにも直と曲がりがあり、先端のサイズも通常5種類程度あり、適宜使い分ける。膝状鑷子は術野が手で隠れないよう、膝が上を向くように持つ。

　麦粒鉗子とシェー氏剪刀は形状が似ているが、機能は全く異なる。麦粒鉗子で組織を把持するつもりでシェー氏剪刀を用いると組織を切断してしまうので、間違わないように注意する。

術者の手元まで持って行き渡す

　鼓室形成術の術者は、内視鏡下耳科手術であればモニターを、顕微鏡手術であれば対眼レンズをのぞき込んで手術を行っている。器械出し看護師は、術者がモニターやレンズから目を離さずに手術を行えるよう、術者が必要とする器械を術者の手元まで持って行き、渡すことが重要である。術者は自分の目で確認することなく、渡された器械をそのまま術野に持っていくので、器械を渡す際にはその向きにも注意する。

スムーズな器械出しのコツ

　耳科手術の器械はいずれも先端が繊細であり、一見したところ区別することが困難な器械も多い。術者から指定された器械を素早く渡すためには、器械を置く場所を決めて覚えて置くこと、大きさのバリエーションがある器械であれば大きさの順番に並べて置くこと、頻繁に使っている器械は手元に置いておくことなどが、スムーズな器械出しを行うコツである。さらに、ある程度慣れてきたら、モニターを見て術者が次に使う器械を予測しながら準備する。

引用・参考文献

1) Fisch, U. et al. Tympanoplasty, Mastoidectomy, and Stapes Surgery. 2nd ed. New York, Thieme, 2007, 408p.

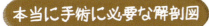
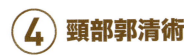

4 頸部郭清術

●有泉陽介
東京医科歯科大学頭頸部外科　講師

8章 手術編 耳鼻咽喉科

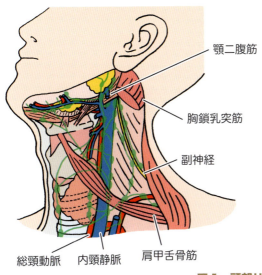
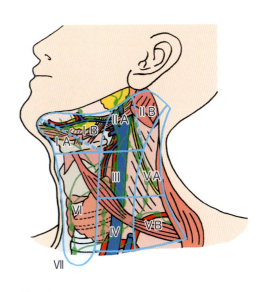

図1　頸部リンパ節区分

ⅠA：オトガイ下リンパ節　　ⅠB：顎下リンパ節
Ⅱ：上内深頸リンパ節　　Ⅲ：中内深頸リンパ節　　Ⅳ：下内深頸リンパ節
Ⅴ：副神経リンパ節、鎖骨上窩リンパ節

リンパ節の剝離摘出（図1）

　頸部郭清術は頭頸部癌や甲状腺癌のリンパ節転移に対する手術である。重要な神経血管を温存しつつ、リンパ節を含む周囲脂肪組織を剝離摘出するのが基本コンセプトである。

保存的頸部郭清術（図2）

　以前は胸鎖乳突筋・内頸静脈・副神経を合併切除する根治的頸部郭清術が標準術式であったが、近年はこれらのいずれかを温存する保存的頸部郭清術が主流である。頭頸部癌における郭清範囲はⅠ-Ⅴ全領域が基本であったが、範囲を限った選択的頸部郭清術（肩甲舌骨筋上頸部郭清術Ⅰ-Ⅲ、外側頸部郭清術Ⅱ-Ⅳ）が行われることも多くなっている。

動静脈と神経の取り扱い

　総頸動脈（内頸動脈）は切除により半数が致命的脳虚血を生じるため、特殊な症例を除き温存が必須である。腕神経叢、迷走神経（上喉頭神経内枝）、舌下神経、横隔神経、交感神経などは大きくQOLにかかわるため、基本的に温存すべきである。
　内頸静脈、副神経、顔面神経下顎縁枝、頸神経（知覚枝）、頸神経ワナは温存することが多

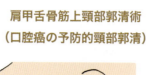

肩甲舌骨筋上頸部郭清術
（口腔癌の予防的頸部郭清）

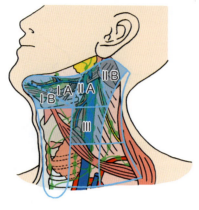

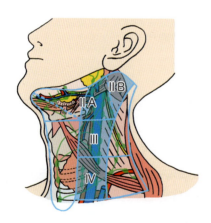

外側頸部郭清術
（咽頭癌、喉頭癌）

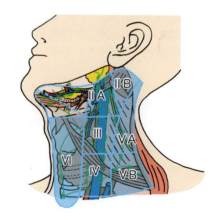

その他、バリエーション多数
（下咽頭癌、喉頭癌、甲状腺癌などの原発巣同時手術時）

図2　代表的な選択的頸部郭清術

いが、転移の癒着が疑われれば切除する。静脈角には胸腹部から多数のリンパ管が流入しており、太いものは胸管とよばれる。リンパ液は血液と異なり自然凝固しないので、術後リンパ漏を避けるために確実な処理を心がける。

照らし合わせてみよう！
― 術野や他の画像ではこう見えている！―

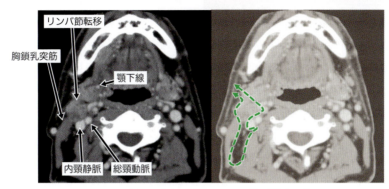

図3 保存的頸部郭清術のCT画像（横断面）

　下咽頭癌内視鏡治療後に後発頸部リンパ節転移（II領域）が出現し、右II-V領域の保存的頸部郭清術を行った。胸鎖乳突筋、内頸静脈、副神経など周辺組織への浸潤はなかったため温存した。CT上、内頸静脈にリンパ節転移が接してはいるが辺縁整であり浸潤は疑わない（**図3**）。実際、術後病理ではリンパ節転移に皮膜が残存しており、節外浸潤はなかった。

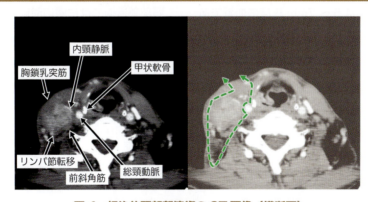

図4 根治的頸部郭清術のCT画像（横断面）

　下咽頭癌の初診時から頸部リンパ節転移があった症例を示す。CTでリンパ節転移の辺縁が不整であり、胸鎖乳突筋、内頸静脈、深頸筋膜への浸潤が疑われ、頸部触診でも可動性不良であった（**図4**）。胸鎖乳突筋、内頸静脈、副神経を切除する根治的頸部郭清術を行ったところ、総頸動脈にも腫瘍が癒着していたが、なんとか剥離可能であった。迷走神経は合併切除した。深頸筋（前斜角筋）の一部を薄く合併切除することでかろうじて切除可能となった。切除不能としてもおかしくない症例であった。

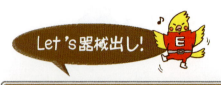

デバイスの進化で手術時間が短縮（図5）

頸部郭清術では切除の過程で多数の小血管やリンパ管を切断する必要がある。古典的な方法ではこれらすべてを結紮処理するため、術者および助手の結紮速度や器械出し看護師の糸出し速度が遅いと、総手術時間が大幅に伸びてしまう。円滑な手術を行うためには、チーム全体の習熟が必要である。

これに対し、近年は脈管を結紮せずに処理することができるベッセルシーリングシステムや超音波凝固切開装置が使用可能になり、結紮処理に不慣れなチームにおいても大幅に手術時間が短縮されるようになった。

これらの機器では5～7mm程度の血管であればシーリング処理が可能なため、症例によっては1回も結紮を行うことなく摘出を終えることができる。リガシュア™スモールジョー、ハーモニックFOCUS®プラス、サンダービートオープンファインジョーなどの製品があり、いずれもディスポーザブルである。

適応術式では、K931超音波凝固切開装置等加算（3,000点）の算定が可能であるが、口腔癌や頸部郭清術単独手術では算定できないため、適応の事前確認が必要である。また、機器によっては連続使用すると先端が高温になるため、患者・術者ともに熱傷を受けないよう、生食ガーゼなどで冷却しながら使用する必要がある。若干注意すべき点はあるものの、スピーディに手術を行える、たいへん優れたデバイスであると感じている。

術者により機器や手順が大きく異なる（図6）

頸部郭清術では皮膚切開以外の場面でメスが積極的に用いられることも特徴である。当施設では、皮弁挙上や郭清組織の胸鎖乳突筋・深頸

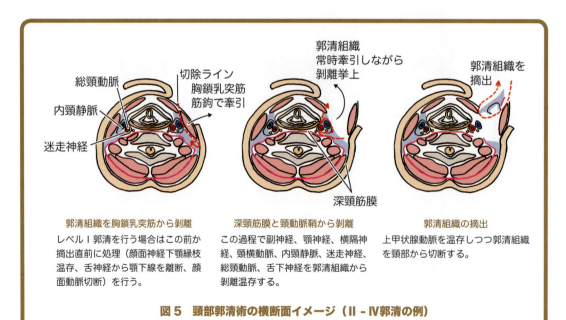

図5　頸部郭清術の横断面イメージ（Ⅱ-Ⅳ郭清の例）

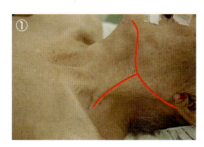
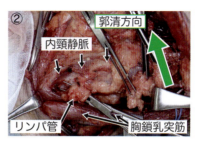
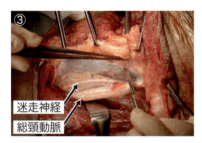
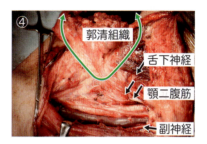

① 口腔癌後発リンパ節転移の左頸部保存的郭清術（I-V）。まずI領域の組織を郭清。

② II-Vの郭清組織を後方から前方に剥離挙上していく。静脈角（リンパ管）はシーリングや結紮で処理する。

③ 郭清組織を牽引しながら内頸静脈からメスで剥離している。内頸静脈からの細い分枝はバイポーラ電気メスで焼灼し、太い分枝は結紮する。

④ 前方付着部を切離して摘出する。本症例では顎二腹筋は一部切除。

図6　頸部郭清術の実際

筋膜からの切離を電気メスで一気に行うが、この操作にメスが用いられる施設もある。著者は郭清組織を内頸静脈から剥離挙上する場面にメス（No.15円刃）を好んで用いているが、この操作に剪刀を用いる術者も多い。郭清組織は後方（背側）から前方（腹側）へ向かって剥離挙上していく術者が多いと思われるが、逆方向への剥離を好む術者もいる。頸部郭清術は一塊切除を基本としているが、転移が確定していない症例に行う予防的頸部郭清術などでは一部の施設で分割切除も行われている。

本手術は古くからある術式であり、施設・個人により使用機器や手順が大きく異なる。大まかな方法は原発巣切除の有無、リンパ節転移の程度によって決まってくるが、最終的には術者の好みに依存する部分も大きい。事前に術者の好みを把握しておく必要があるだろう。

引用・参考文献

1) 日本頭頸部癌学会編. 頭頸部癌取扱い規約. 第5版. 東京, 金原出版, 2012, 117p.
2) 甲状腺外科研究会編. 甲状腺癌取扱い規約. 第6版. 東京, 金原出版, 2005, 63p.
3) Robbins, KT. et al. Committee for Neck Dissection Classification, American Head and Neck Society. Consensus statement on the classification and terminology of neck dissection. Arch Otolaryngol Head Neck Surg. 134 (5), 2008, 536-8.

第9章

眼科

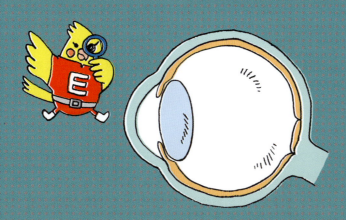

まずはここを知る！解剖図

1 眼球全体と毛様体周辺

●白矢智靖
東京大学医学部眼科学教室　特任講師

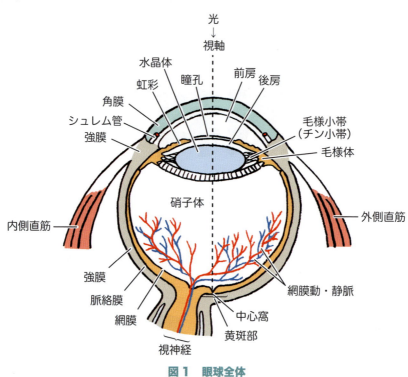

図1　眼球全体

眼球全体の解剖（図1）

角膜

　角膜の厚さは500μm程度で、輪部（強膜との境界部分）以外は血管がなく、透明な組織からなる。組織学的に上皮細胞、ボーマン膜、実質、デスメ膜、内皮細胞の5層に分けられる。角膜内皮細胞は水が浸透するのを防ぐバリア機能と、水を汲み出すポンプ機能とを有し、角膜の透明度を維持する重要な役割を担っている。内皮細胞は再生されることがなく、この細胞が著しく減少すると角膜浮腫が生じて透明性を維持できなくなり、水疱性角膜症の状態となる。

虹彩

　前房と後房を仕切っている組織で、中央に円形の開口部があり、瞳孔を形成している。虹彩は伸び縮みすることで瞳孔の大きさを変え、光の量を調節している。

水晶体

　正常では透明な臓器であり、光の屈折と調節、紫外線の吸収がその主な役割である。毛様小帯（チン小帯）は水晶体赤道部を引っ張って水晶

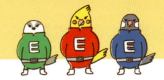

 房水は毛様体で産生・分泌されたら、瞳孔を経由して前房、隅角へと入るよ！線維柱帯からシュレム管に流入したら、周囲の静脈に吸収されるんだ！

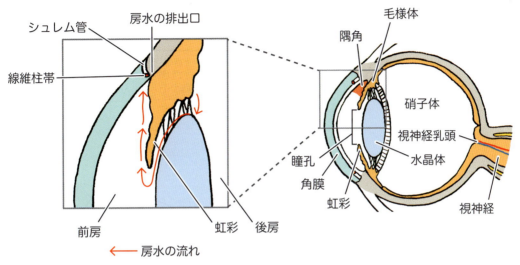

図2 毛様体周辺

体の形態を保持し、さらに毛様体が毛様小帯を介して水晶体の厚みを変え、ものを見るときにピントを合わせる役割も担っている。

網　膜

網膜の黄斑部は特に感度が良く、さらにその中央部を中心窩とよび、視機能に重要な役割を果たす。

毛様体周辺の解剖（図2）

房水は角膜や水晶体など血管のない組織に栄養を与え、眼圧を調整する役割を担う。毛様体で産生・分泌された房水は瞳孔を経由して前房、隅角へと入り、線維柱帯からシュレム管へと流れていき、周囲の静脈に吸収される。隅角が狭くなった場合や、流出路のフィルターである線維柱帯の流れが悪くなると、房水が排出されにくくなり、眼圧上昇をきたす。これにより神経線維がダメージを受けると緑内障を生じる。

まずはここを知る！解剖図

② 眼球の周囲の筋肉・眼底

●白矢智靖
東京大学医学部眼科学教室　特任講師

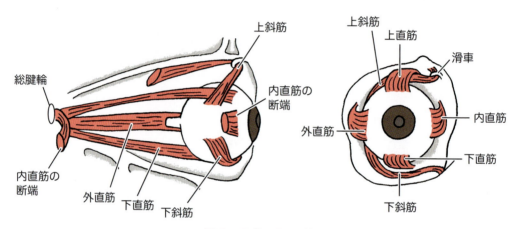

眼球の周りには、4本の直筋（上直筋、下直筋、外直筋、内直筋）と2本の斜筋（上斜筋、下斜筋）とがあるよ！この6本の筋肉によって眼球運動が行われるんだ！

図1　眼球の周囲の筋肉

眼球の周囲の筋肉（図1）

　眼球の周囲には上下方向と水平方向に動く4本の直筋（上直筋、下直筋、外直筋、内直筋）と、眼球の上方および下方に付着している2本の斜筋（上斜筋、下斜筋）とがあり、合計6本の外眼筋によって構成されている。このすべての筋肉がバランスをとって働くことで、眼球を正位に保ち、適切に眼球運動を行っている。斜視の手術では眼位が正しくなるように外眼筋の位置を補正する。

眼底（図2）

　眼底で目印となる所見は主に黄斑、視神経乳頭、網膜血管、渦静脈、鋸状縁であり、そして眼底は後極、中間周辺部、周辺部の3つの領域に分けられる。
　網膜血管は動脈、静脈ともに視神経乳頭から出ており、黄斑部を挟むようにして上下に伸びる血管を血管アーケード、その内側を後極とよぶ。黄斑には網膜血管がなく、黄斑を取り囲むようにして細い血管が伸びている。後極から渦

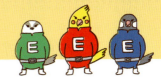

眼底は後極、中間周辺部、周辺部の3領域に分かれるよ！黄斑部を挟むようにして上下に伸びる血管を血管アーケード、その内側を後極、後極から渦静脈までを中間周辺部、渦静脈から鋸状縁までを周辺部とよぶよ！

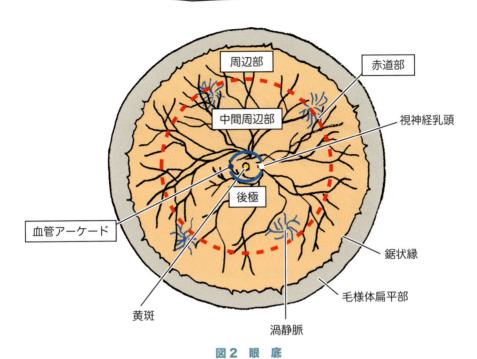

図2　眼　底

静脈までの網膜一体を中間周辺部、渦静脈から鋸状縁までを周辺部とよぶ。渦静脈を円状に結ぶ線が赤道部となる。
　所見の位置を示すにあたっては眼底全体を分割して上方、下方、耳側、鼻側とよび、またそれぞれの間を耳上側、鼻上側、耳下側、鼻下側とよぶ。

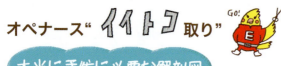

① 目の手術で使用する麻酔

●白矢智靖
東京大学医学部眼科学教室　特任講師

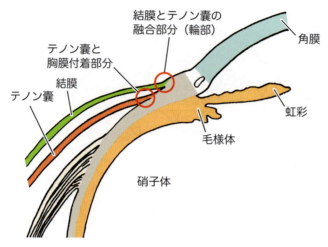

図1　結膜とテノン嚢

結膜下およびテノン嚢下麻酔（図1）

　結膜とテノン嚢は軟部組織で、結膜は強膜およびテノン嚢と輪部で強く融合（付着）している。球後麻酔は眼球の後ろにある筋円錐内に麻酔薬を注入する方法で、球後針を使い眼瞼のくぼみから経皮的に針を刺入する。

目の手術で使用される主な麻酔方法とその作用

　眼科手術で局所麻酔に使用される麻酔薬は、リドカイン（キシロカイン®）が代表的である。以下に主な麻酔方法とその作用とを記す。

点眼麻酔
　点眼後まもなく効果が現れ、作用時間は約15分程度である。この麻酔でブロックされるのは角膜、結膜、強膜の痛覚のみで、虹彩や毛様体には効果が乏しい。

結膜下麻酔
　結膜下に少量の麻酔薬を注射して浸潤させる。注射周囲の強膜の疼痛抑制が可能となる。

球後麻酔（図2）
　適切に行うことができれば、疼痛だけでなく眼球運動抑制や視覚抑制も得られ、作用時間も約2時間程度（量依存）と長い。網膜剥離に対するバックリングや、硝子体手術などに用いられる。ただし、眼球穿孔や視神経損傷のほか、球後出血などの重篤な合併症をきたす危険もあるため、これに代わりテノン嚢下麻酔が普及しつつある。

テノン嚢下麻酔
　古くからある球後麻酔に代わる手段として普及しており、この方法でも筋円錐内に麻酔を注入できるため、虹彩や毛様体の疼痛も抑制する

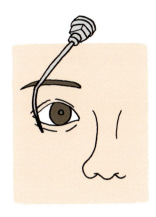 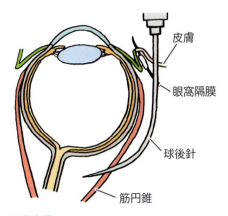

図2 球後麻酔

球後麻酔と同様の効果が期待できる。作用時間は30～60分程度である（量依存）。

照らし合わせてみてみよう！
― 術野や他の画像ではこう見えている！ ―

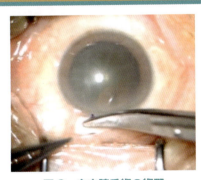 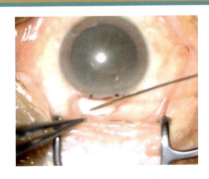

図3 白内障手術の術野 　　　　**図4 テノン嚢下麻酔**

　テノン嚢下麻酔を行う際の術野（白内障手術）である（図3）。強角膜切開で行う白内障手術のため、結膜はすでに切開してある。スプリング剪刀を使って輪部付近にあるテノン付着部を強膜からピンポイントで剥離している。

　27Gの鈍針を使って刺入し、針先を垂直に立てながら球後まで到達させるように進め、眼球後方で麻酔薬を0.5～1.0mL注入する（図4）。麻酔薬が逆流すると効果が乏しいため、しっかりと筋円錐に注入する。

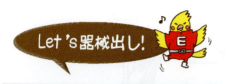

使用する麻酔薬と器材

　一般的に点眼麻酔では4％のキシロカイン®を、結膜下やテノン嚢下、球後麻酔では2％のキシロカイン®を使用する。その他、眼瞼手術などの外眼部手術では止血目的でアドレナリンを添加したものを使う。

　実際の手術で麻酔薬を扱う場合には、眼内に注入するビーエスエスプラス®やオペガード®MAなどの眼内灌流液の入ったシリンジと区別するため、シリンジの色を変更するなどして術者や助手も含めて簡単に識別できるようにしておくことが重要である。誤って眼内に麻酔薬を注入すると、重大な合併症を引き起こす可能性がある。

　結膜下麻酔では鋭針（30G）を用いるが、テノン嚢下麻酔の場合、眼球後方まで針先を進めるため、途中からブラインドの操作となる。鋭針では眼球穿孔の恐れがあるので、あらかじめ剪刀で刺入部分を露出してから鈍針（27G）を用いて行う。

　球後麻酔ではアルコール綿で皮膚を消毒後、球後針を用いて経皮的に球後（筋円錐）に3～4mL注入する。針を抜いた時点でただちに閉瞼させ、ガーゼを使って数分間眼球を圧迫し、球後出血を予防する。

麻酔方法の選択

　手術時間や手術侵襲の程度によって麻酔方法を選択する。10分程度であれば点眼麻酔を、30分以上であればテノン嚢下麻酔を併用することが多く、白内障手術や緑内障手術ではこの方法で行うことが多い。

　それ以上の時間がかかる網膜剥離のバックリング手術や硝子体手術には球後麻酔が選択される。球後麻酔は特に眼球運動を抑えたい黄斑前膜や黄斑円孔などの黄斑部疾患の硝子体手術や、強い眼振のある患者などにも適している。

麻酔時の注意点

　特定の麻酔薬にアレルギーがないか、問診は特に重要である。ただし、既往がなくても添加されている防腐剤などに反応を起こすことがあり、注意が必要である。

　まれにではあるが、麻酔薬の血管内投与による急性中毒が生じることもある。徐脈、不整脈、血圧低下、酸素飽和濃度の低下など、バイタルの異常が起こった場合、適切に処置を行えるような準備が必要である。

　また、術中に麻酔効果が減弱し、痛みを感じ始めても患者はそれを言い出せないことがある。頻脈や血圧上昇などのバイタルの変動があれば、それは疼痛のサインの可能性もあるため、早めに術者に報告する。

② 白内障・緑内障の手術

●白矢智靖
東京大学医学部眼科学教室　特任講師

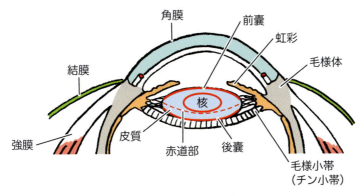

図1　白内障手術

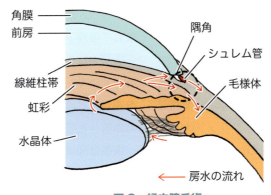

図2　緑内障手術

白内障手術（図1）

　水晶体は核、皮質、嚢で構成される。核は比較的硬く、皮質はゼリー状で柔らかい。嚢は薄く透明な膜であり、前面を前嚢、後面を後嚢とよぶ。水晶体のエッジにあたる部分が赤道部となり、毛様小帯（チン小帯）は水晶体赤道部付近と毛様体をつなぐ細い線維で、放射状に観察される。水晶体の形状保持とピント調節の役割がある。

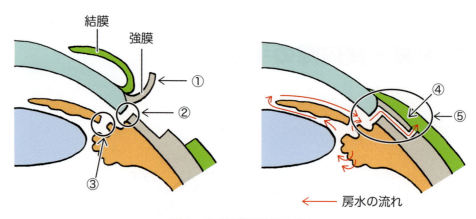

図3　線維柱帯切除術の方法

緑内障手術（図2）

　房水は毛様体で分泌され、後房と瞳孔を経由して前房に入り、隅角にある房水流出路を通じて眼外に流れていく。房水流出は主経路であるシュレム管流出路（全房水流出の90％）と、経ぶどう膜—強膜流出路との2つの経路がある。

緑内障手術（線維柱帯切除術）の方法（図3）

　①結膜を切開し、次に強膜をフラップ状に切開する（強膜フラップの作成）。結膜と強膜フラップをいったん戻し、眼科用に濃度調整したマイトマイシンCをスポンジに含ませたものを結膜下に入れ、強膜フラップ周囲に数分間浸す。

　②線維柱帯を切除する。

　③虹彩の一部を切除する。手術で作った流出路に虹彩が嵌頓しないようにするためである。

　④房水が前房側から適度にしみ出るように調整して強膜フラップを縫合する。

　⑤房水は強膜フラップの隙間から結膜下へ流出していく。これによってできた結膜の膨らみを濾過胞とよぶ。さらに濾過胞内の房水は周囲の血管へと吸収され、眼圧が低下する。

　術後は経過を見ながらフラップの縫合糸を結膜上からレーザーで切糸し、濾過量と眼圧を調整する。

照らし合わせてみてみよう！
―術野や他の画像ではこう見えている！―

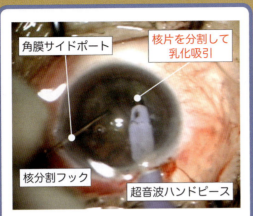

図4　白内障手術の超音波乳化吸引

白内障手術の超音波乳化吸引を示す（図4）。超音波ハンドピースの先端が振動することで核を破砕（乳化）し、吸引する。効率よく核を処理するために核分割フック（または分割チョッパー）を組み合わせて行う。

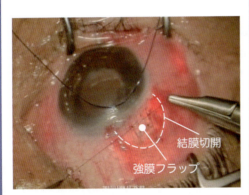

図5　線維柱帯切除術の強膜フラップ縫合

線維柱帯切除術の強膜フラップ縫合を示す（図5）。房水は手術によって作られた新たな流出路を通り、強膜フラップの隙間から結膜の下に流れていく。適度な流出量になるように糸の締め具合を調整する。

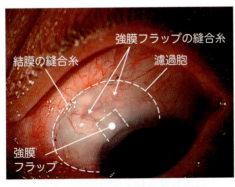

図6　線維柱帯切除術の術後写真

線維柱帯切除術後の濾過胞（図6。上の写真とは別の症例）。経過中に濾過胞が小さくなって眼圧が高くなる場合には、強膜フラップの縫合糸をレーザーで切糸して濾過量を増やし、眼圧を下げる。

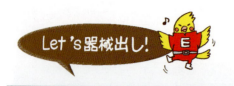

白内障手術の注意点

　白内障手術は手術の展開が早いため、器具の受け渡しが滞らないように、あらかじめ手順を把握しておく必要がある。メス類は慎重に扱い、刃先を他のものと接触させないように配慮する。粘弾性物質や眼内灌流液が入ったシリンジは、注入時にシリンジから針が飛ばないようにしっかりとはめ込み、シリンジ内の空気は事前に除去しておく。前房内に空気が入ると視認性が悪くなり、術中操作の妨げとなる。患者に用いる眼内レンズの種類と度数は、術者や他のスタッフと一緒に目視と呼称で確認する。

　イレギュラーのケースとして、散瞳不良や小瞳孔例にはアイリスリトラクターを用いて虹彩を強制的に拡張して手術を行う場合がある。また、症例によっては粘弾性物質を変更することもある。

　術中に後嚢破損を生じた場合は、硝子体が創口へ脱出してくるため硝子体の処理が必要となり、硝子体カッターを準備する。こうしたケースでは眼内レンズを嚢外固定（水晶体前嚢と虹彩の間に固定）することが多く、眼内レンズの種類や度数を変更する。水晶体嚢の破損が大きければ、眼内レンズの縫着術が必要となる。

線維柱帯切除術の注意点

　線維柱帯切除術の重要なポイントは、術後長期にわたって濾過胞を機能させることである。そのためには術中の出血量を最小限にして術野を効率よく展開し、手術時間を短く、かつ結膜や強膜を傷めないように丁寧に扱う必要がある。

　強膜フラップの作成時にバイポーラで止血処理を行っても、再び出血することがある。この際、術野を確保するためには適宜出血を除去する作業が必要となるので、器械出し看護師はM.Q.Aなどの吸水スポンジを迅速に術者や助手へ渡せるように準備しておく。

　術者が強膜フラップを扱うときは有鉤鑷子で把持して行い、フラップを縫合するときはその都度無鉤鑷子に持ち替える。結膜縫合には無鉤鑷子を用いなければならないが、誤って有鉤鑷子で結膜を把持すると結膜を損傷してしまうことがあり、そうすると房水が漏出して濾過胞が形成されにくくなる恐れがある。有鉤鑷子と無鉤鑷子を間違って術者に渡さないように注意する。

　使用する縫合糸は10-0ナイロン糸（直径0.02mm程度）と非常に細く、見失うと見つけ出すのが困難であり、手術進行の妨げとなる恐れがある。また、針先の形状にもバリエーションがあり、一般的に、強膜フラップ縫合には角針を用いる。一方、結膜縫合の場合は角針だと容易に裂けてしまうため丸針を使用する。針の形状も確認してから術者に渡す必要がある。

Index

欧文

acromion ……………………… 92
AM →鋭角縁枝
AMB → antero-medial bundle
antero-medial bundle ………… 103
Aortic valve regurgitation …… 127
Aortic valve replacement …… 130
Aortic valve stenosis ………… 130
apple core 像 ………………… 48
AR → Aortic valve regurgitation
AS → Aortic valve stenosis
AV →房室枝
AVR → Aortic valve replacement
Bankart lesion ………………… 92
Botallo 管 …………………… 161
CABG → coronary artery bypass grafting
CB →円錐枝
Cervical spine ………………… 64
Child 変法 …………………… 40
CMF →小脳延髄裂
Coaptation zone ……………… 128
coronary artery bypass grafting
 ………………………………… 134
C アーム ……………………… 113
Das De 法 ……………………… 81
Denonvilliers 筋膜 …………… 181
ECC →体外循環
ED →勃起不全
EVAR ………………………… 139
Everting mattress suture
 …………………………… 132、133
Fallopio 管 …………………… 221
frohse のアーケード ………… 75
GHL → Glenohumeral ligament
glenohumeral ligament ……… 92
glenoid ………………………… 92
greater tuberosity …………… 92
GT → greater tuberosity
Guyon 管 ……………………… 75
Henle の胃結腸静脈幹 ……… 47
HH → humerus head
humerus head ………………… 92
IABP → intra-aortic balloon pumping
ICA → ileocolic artery
ileocolic artery ………………… 24
IMA → inferior mesenteric artery
inferior mesenteric artery …… 25
Intra-annular position … 132、133
intra-aortic balloon pumping
 ………………………………… 121

K ワイヤー …………………… 112
labrum ………………………… 92
LAD →左前下行枝
LCA →左冠動脈
LCA → left colic artery
LCX →左回旋枝
left colic artery ……………… 25
LHB → long head of biceps
long head of biceps ………… 92
LOS → low cardiac output syndrome
low anterior resection ……… 54
low cardiac output syndrome
 ………………………………… 122
Lumber spine ………………… 64
MALT → Mucosa-Associated Lymphoid Tissue
MAP → Mitral valve annuloplasty
MCA → middle colic artery
MEP → motor evoked potential
middle colic artery …………… 24
middle Houston's valve ……… 61
Mitral valve annuloplasty …… 126
Mitral valve plasty …………… 126
motor evoked potential …… 150
Mucosa-Associated Lymphoid Tissue ………………………… 206
MVP → Mitral valve plasty
Nerve sparing ………… 186-187
Non-everting mattress suture
 …………………………… 132、133
NS → Nerve sparing
OM →鈍縁枝
PCPS → percutaneous cardio-pulmonary support
PD →後下行枝
percutaneous cardio-pulmonary support ……………………… 122
PL →後側壁枝
PLB → postero-lateral bundle
PLIF → posterior lumbar inter-body fusion
posterior lumbar inter-body fusion …………………………… 89
postero-lateral bundle ……… 103
Ra → rectum above peritoneum
RALP → Robotic assisted Laparoscopic Radical prostatectomy
RARP → Robotic assisted Laparoscopic Radical prostatectomy
Rb → rectum below peritoneum
RCA → right colic artery
RCA →右冠動脈
rectum above peritoneum … 54
rectum below peritoneum … 54

right colic artery ……………… 24
right hemicolectomy ………… 46
Robotic assisted Laparoscopic Radical prostatectomy ……… 186
Rocco stich …………………… 188
Roux-Y 再建 …………………… 32
RS →直腸 S 状部
Sacral spine …………………… 64
SEP →体性感覚誘発電位
SMA → superior mesenteric artery
SN →洞房結節枝
SRA → superior rectal artery
SSC → subscaplaris
SSP → supraspinatus
SSV →表在シルビウス静脈
subscaplaris ………………… 92
superior mesenteric artery
 ………………………………… 24
superior rectal artery ………… 25
Supra-annular position
 …………………………… 132、133
supraspinatus ………………… 92
surgical trunk ………………… 47
S 状結腸 ………………… 15、24
S 状結腸動脈 …………… 24、25
S 状静脈洞 …………………… 145
TEES → Transcanal Endoscopic Ear Surgery
TEVAR ………………………… 139
Thoracic spine ………………… 64
TLIF → transforaminal lumbar interbody fusion
TME → total mesorectal excision
total mesorectal excision …… 55
Transcanal Endoscopic Ear Surgery ……………………… 219
transforaminal lumbar interbody fusion ………………………… 89
VA → vertebral artery
V-A ECMO → veno-arterial extracorporeal membrane oxygenation
veno-arterial extracorporeal membrane oxygenation …… 122
vertebral artery ……………… 67
Waldeyer 咽頭輪 …………… 207

あ

アイリスリトラクター ……… 240
足関節脱臼骨折 ……………… 111
アデノイド …………………… 206
アブミ骨 …… 208、209、220、221
アブミ骨筋腱 ………………… 209
アンビル ……………………… 33
アンビルヘッド ……………… 33

い

- 胃穹窿部 …… 14
- 胃結腸静脈幹 …… 47
- 胃十二指腸動脈 …… 16、23
- 胃体部 …… 14
- 胃底部 …… 14
- イニオン …… 153
- 咽頭蓋 …… 211
- 咽頭パッキング …… 217
- 咽頭扁桃 …… 206

う

- ウィンスロー孔ドレーン …… 33
- 右肝静脈 …… 17、18
- 右冠尖 …… 119
- 右結腸動脈 …… 24
- 烏口突起 …… 73
- 右鎖骨下動脈 …… 26
- 右心系 …… 117
- 右心室 …… 116、118
- 右心房 …… 116、118
- 右腎静脈 …… 178
- 右尖 …… 119
- 右前大脳動脈 …… 152、153
- 右総腸骨動脈 …… 24
- 右内腸骨動脈 …… 25
- 右肺 …… 158
- 右肺静脈 …… 116
- 運動野 …… 145
- 運動誘発電位 …… 150

え

- 鋭角縁枝 …… 120
- 腋窩神経 …… 91
- 腋窩動脈 …… 91
- 遠位弓部大動脈瘤 …… 138
- 円回内筋 …… 74
- 円錐枝 …… 120
- エンド・ボタン …… 100
- エンドリーク …… 142

お

- 横隔神経 …… 158、163、164、173、210
- 横隔膜 …… 163
- 横筋筋膜 …… 178
- 横行結腸 …… 15、24
- 横静脈洞 …… 145
- 黄色靭帯 …… 65、66、70、71
- 黄体 …… 190
- 横突起 …… 66、69、70
- 横突孔 …… 66、67
- 黄斑 …… 233
- 黄斑部 …… 230
- 岡林直腸側腔 …… 197
- オトガイ下リンパ節 …… 223
- オフポンプバイパス …… 137
- オンポンプバイパス術 …… 137

か

- 外果 …… 80、111
- 回外筋 …… 74
- 外眼筋 …… 232
- 外頸動脈 …… 216
- 回結腸動脈 …… 24
- 外後頭隆起 …… 82
- 外耳 …… 208
- 外耳孔 …… 152
- 外耳道孔 …… 208
- 回旋筋 …… 82
- 回旋枝 …… 181
- 外側区域 …… 20
- 外側区域切除 …… 35
- 外側頸部郭清術 …… 223、224
- 外側側副靭帯 …… 78
- 外側中葉区 …… 158
- 外側肺底区 …… 158
- 外側半規管隆起 …… 209
- 外側半月板 …… 78、79
- 外側鼻軟骨 …… 204
- 外腸骨静脈 …… 181、198
- 外腸骨節 …… 192、193
- 外腸骨動脈 …… 25、71、181、198
- 外直筋 …… 232
- 外転神経 …… 148
- 下位脳神経複合体 …… 153
- 海馬 …… 146
- 外腹斜筋 …… 71
- 外瘻 …… 42
- 下横隔静脈 …… 18
- 蝸牛窓 …… 209
- 架橋静脈 …… 145、153
- 顎二腹筋 …… 223
- 角膜 …… 230
- 角膜内皮細胞 …… 230
- 下行結腸 …… 15、24
- 下行大動脈 …… 116
- 下行大動脈瘤 …… 138
- 下鼓室 …… 209
- 下斜筋 …… 232
- 渦静脈 …… 232
- 下膵十二指腸動脈 …… 23
- 下垂体茎 …… 153
- 仮声帯 …… 211
- 下舌区 …… 158
- 下大静脈 …… 17、18、26、71、116、118、179
- 下大静脈脱血カニューレ …… 123
- 肩関節 …… 72
- 片開き式脊柱管拡大術 …… 82
- 下腸間膜静脈 …… 24
- 下腸間膜動脈 …… 24、25
- 下直筋 …… 232
- 顎下リンパ節 …… 223
- 滑車 …… 232
- 滑車神経 …… 148
- 下臀静脈 …… 199
- 下頭斜筋 …… 82
- 下内深頸リンパ節 …… 223
- 下肺静脈 …… 158、159
- 下鼻甲介 …… 204、212
- 下鼻道 …… 204
- 下腹神経 …… 59
- 下腹神経叢 …… 15
- 下部直腸 …… 15
- 鎌状間膜 …… 17
- 下葉 …… 158
- カローの3角 …… 19
- 冠(状)動脈 …… 120
- 肝円索 …… 19
- 眼窩 …… 212、213
- 眼窩隔膜 …… 235
- 感覚野 …… 145
- 肝管 …… 18
- 含気虚脱ライン …… 167
- 眼球 …… 232
- 肝十二指腸間膜 …… 17、18、19
- 冠状間膜 …… 17
- 肝静脈 …… 13
- 冠静脈洞 …… 118
- 関節鏡 …… 78
- 関節鏡下肩関節唇形成術 …… 91
- 関節鏡下肩腱板断裂手術 …… 91
- 関節突起 …… 66
- 関節包 …… 66
- 肝臓の亜区域 …… 20
- 環椎 …… 66
- 環椎軸椎間膜 …… 67
- 眼底 …… 232、233
- 肝動脈 …… 13、18
- 冠動脈バイパス手術 …… 134
- 顔面痙攣 …… 148
- 顔面神経 …… 148、209、220、221
- 顔面神経減荷術 …… 221
- 顔面動脈 …… 216
- 肝葉 …… 20
- 肝葉区域 …… 20

き

- 気管支動脈 …… 26
- 奇静脈 …… 26、158
- 奇静脈弓 …… 26
- 基靭帯 …… 194、195
- 基靭帯リンパ節 …… 195
- キヌタ・アブミ関節 …… 209
- キヌタ骨 …… 208、209、220、221
- 機能的端端吻合 …… 48、53
- 吸引回路 …… 121
- 臼蓋 …… 95
- 嗅窩部髄膜腫 …… 152、153

球後出血 …………………… 234	血液循環 …………………… 117	後方進入腰椎椎体間固定術
球後麻酔 ……………… 234、235	血液濃縮回路 ……………… 121	………………………… 87、89
嗅神経 ………………… 148、153	血液ポンプ ………………… 121	硬膜 …………………… 71、144
嗅粘膜 …………………… 204	血管アーケード …………… 233	硬膜管 ………………… 66、67
弓部三分枝 ………………… 138	結膜 ………………………… 234	肛門括約筋 ………………… 60
弓部大動脈瘤 ……………… 138	結膜下麻酔 ………………… 234	肛門管 ……………………… 55
胸郭 ………………………… 68	ケリソンパンチ ………… 84、86	後弓 …………………… 66、67
胸骨 ………………………… 162	肩甲下筋 …………………… 72	後結節 ………………… 66、67
胸鎖乳突筋 ………………… 223	肩甲上神経 ………………… 91	鼓索神経 …………… 209、220、221
胸腺 ………………… 116、162	肩甲上腕関節鏡視 ………… 91	鼓室 …………………… 208、219
胸腺静脈 …………………… 163	肩甲舌骨筋 ………………… 223	骨棘 ………………………… 104
胸腺切除術 ………………… 173	肩甲舌骨筋上頸部郭清術 …… 224	骨折観血的手術 …………… 111
胸椎 ………………………… 64	腱索 …………………… 119、126	骨盤神経節 ………………… 186
頬骨弓 ……………………… 152	腱板 ………………………… 72	骨盤リンパ節郭清 ………… 197
胸腹部大動脈瘤 …………… 138	肩峰 …………………… 72、91	骨盤漏斗靱帯 ……………… 190
胸部上部 …………………… 12	肩峰下腔鏡視 …………… 91、92	鼓膜 …………………… 208、219
胸部食道 …………………… 12		鼓膜穿孔 …………………… 219
胸部大動脈瘤 ……………… 138	**こ**	鼓膜張筋腱 ………………… 209
胸部中部 …………………… 12	後果 …………………… 80、111	固有肝静脈 ………………… 18
胸部の zone 分類 …………… 138	口蓋垂 ……………………… 215	固有肝動脈 …………… 16、18
強膜 ………………………… 230	後外側線維 ………………… 103	コンコルド体位 …………… 85
強膜フラップ ……………… 238	口蓋扁桃 ……………… 206、215	コンパートメント症候群 …… 188
棘下筋 ………………… 72、91	口蓋扁桃摘出術 …………… 215	
棘間筋 ………………… 82、83	岬角 ………………………… 54	**さ**
棘間靱帯 ……………… 65、70	後角 ………………………… 146	サージカルトランク ……… 47
棘筋 …………………… 70、71	後下行枝 …………………… 120	最小侵襲人工股関節置換術 …… 77
棘上筋 ………………… 72、91	交感神経 …………………… 162	最長筋 ………………… 70、71
棘上靱帯 ……………… 65、70	交感神経幹 ………………… 163	臍動脈 ……………………… 181
棘突起 ………… 65、66、69、70	広間膜 ……………………… 190	左回旋枝 …………………… 120
棘突起縦割式椎弓切除術 …… 87、90	後キヌタ骨靱帯 …………… 209	左肝静脈 ……………… 17、18
距骨 ………………………… 80	後区域 ……………………… 20	左冠尖 ……………………… 119
鋸状縁 ……………………… 232	後交通動脈 ………………… 149	左結腸動脈 …………… 24、25
筋円錐 …………………… 234、235	後鼓室 ……………………… 209	左後交通動脈 ……………… 152
	後骨間神経 …………… 74、75	鎖骨下動脈 …………… 158、163
く	虹彩 …………………… 230、231	鎖骨上窩リンパ節 ………… 223
クイノーの 8 区域 ………… 13	後縦隔 ……………………… 162	サジ状突起 ………………… 209
隅角 ………………………… 231	後十字靱帯 …………… 78、79	左視神経 ……………… 152、153
くも膜 ……………………… 144	後縦靱帯 ………… 65、66、67、70	左心系 ……………………… 117
くも膜下腔 ………………… 144	甲状軟骨 …………………… 211	左心室 ………………… 116、118
グラフト …………………… 135	後上葉区 …………………… 158	左心房 ………………… 116、118
	後上腕回旋動脈 …………… 91	左尖 ………………………… 119
け	項靱帯 ………………… 83、84	左前下行枝 ………………… 120
経外耳道的内視鏡下耳科手術 …… 219	後尖 ………………………… 119	左前大脳動脈 ……………… 152、153
経外耳道法 ………………… 219	後尖弁輪 …………………… 126	左前脈絡叢動脈 …………… 152
脛骨 …………………… 78、80	後側壁枝 …………………… 120	左総頸動脈 ………………… 158
脛骨コンポーネント ……… 104	後大脳動脈 ………………… 149	左中大脳動脈 ……………… 152
脛骨粗面 …………………… 78	後頭環椎間膜 ……………… 67	左蝶形骨縁髄膜腫 ………… 152
脛骨トンネル ……………… 100	後頭骨 ……………………… 66	左動眼神経 ………………… 152
頸椎 ………………………… 64	喉頭内腔 …………………… 212	左内頸動脈 ………………… 152
経椎間孔腰椎後方椎体間固定術	後頭葉 ……………………… 144	左肺 ………………………… 158
………………………… 87、89	後内側乳頭筋 ……………… 126	左肺静脈 …………………… 116
頸椎後方筋群 ……………… 82	後嚢破損 …………………… 240	左肺動脈 …………………… 116
系統的肝切除 ……………… 35	広汎子宮全摘出術 ………… 194	三角間膜 …………………… 17
頸半棘筋 ……………… 82、83	後腹膜腔 …………………… 178	三角筋 ………………… 72、73
経皮的心肺補助装置 ……… 122	後部篩骨蜂巣 ……………… 212	三角部 ……………………… 146
頸部郭清術 ………………… 223	後方インピンジメント症候群 …… 81	三叉神経 …………………… 148
頸部食道 …………………… 12	後方進入法 ………………… 95	三叉神経痛 ………………… 148

三尖弁	119	
三葉合流部	164	

し

シース	141
耳介	208
耳管開口部	209
耳管扁桃	206
子宮峡部	190
子宮筋層	190
子宮頸管	190
子宮頸部	190、191
子宮体部	190
子宮腔部	190
子宮底部	190
子宮動脈	190、200
子宮内膜	190
子宮傍組織	190、201
軸椎	66、83
視交叉	152、153
篩骨洞	204、212、213
篩骨胞	212
篩骨蜂巣	212
耳後法	219
視軸	230
耳珠	208
視床	146
耳小骨	209、220
耳小骨連鎖	209
視床線条体静脈	146
視神経	148、152、230
視神経乳頭	231、232、233
支帯	79
下関節突起	69、70
膝横靭帯	78
膝蓋腱	78、79
膝蓋骨コンポーネント	104
膝蓋骨	78、79
膝関節鏡	79
耳内法	219
斜筋	232
尺側手根屈筋	74、75
尺側手根屈筋腱	75
尺骨神経	74
尺骨神経管	75
尺骨動脈	74、75
縦隔	162
縦隔腫瘍	173
縦隔上部	162
縦隔リンパ節	160
集束結紮	186、188
手関節	74
主気管支	158、159、164
手根管	75
術後尿失禁	180
シュレム管	230、231
上位頸椎	66
小円筋	72、91
上顎洞	204、212
上顎洞自然口	212
上顎洞副口	212
上顎動脈	216
上-下葉区	158
上関節突起	69、70
上行咽頭動脈	216
上行結腸	15
上行大動脈	118、163
上行大動脈送血カニューレ	123
上行大動脈瘤	138
上鼓室	209
踵骨	80
小骨盤腔	180
上矢状静脈洞	145、153
硝子体	230
上斜筋	232
上舌区	158
上大静脈	116、118、158、162
上大静脈脱血カニューレ	123
上腸間膜静脈	23、24
上腸間膜動脈	24
上直筋	232
上直腸動脈	24、25
上ツチ骨靭帯	209
小臀筋	76
上臀静脈	198、199
上臀動脈	25
上内深頸リンパ節	223
小脳延髄裂	147
上肺静脈	158、159
紙様板	205
上鼻甲介	204、212
上鼻甲介基板	212
踵腓靭帯	80
上鼻道	204
上部直腸	15
上膀胱動脈	25
静脈グラフト	134、135、136
静脈血	117
静脈叢のパンチング	188
静脈脱血-動脈送血	122
上葉	158
上腕骨	72
上腕骨頭	92
上腕二頭筋	74
上腕二頭筋腱膜	74
食道	12
食道切除術後の再建ルート	27
シルビウス静脈	145
シルビウス裂	144、149
深陰茎背静脈	181、186
深陰茎背静脈叢	180
腎盂	179
心筋保護液注入カニューレ	123
心筋保護回路	121
腎筋膜	178
神経根	67
神経鞘腫	148
人工股関節置換術	95
人工心肺使用冠動脈バイパス術	137
人工肺・熱交換器	121
心耳	118
深指屈筋	74、75
心室	118
腎実質	179
心室中隔	118
腎静脈	179
腎髄質	179
心尖	116
腎動脈	179
腎胚	179
心拍動下冠動脈バイパス術	137
腎皮質	179
深部心膜牽引	137
深部大脳白質	146
心房	116、118
心房中隔	118
心膜パッチ	175

す

膵管チューブ	40
膵空腸吻合	42
水晶体	230、237
水晶体赤道部	237
膵臓	22
膵体部	22
膵頭神経叢	39、40
膵頭部	22
膵尾部	22
スーチャーアンカー	93
頭蓋底	212、213
スタビライザー	134、135、137
スティッフワイヤー	141
ステントグラフト内挿術	138
スパスム	136

せ

性腺静脈	179
性腺動静脈	59
精巣静脈	178
声帯	211
正中神経	74、75
正中仙骨動静脈	71
精嚢	180、186
浅指屈筋	74、75
浅指屈筋腱弓	74
脊髄	65、66、67
脊髄円錐部	65
浅側頭動脈	216
脊柱管	65、67、69、70
脊柱起立筋	70、71

舌咽神経	148、153、207	
舌下神経	148、207、210	
舌動脈	216	
舌扁桃	206	
線維柱帯	231	
線維柱帯切除術	238、239、240	
前外側乳頭筋	126	
前角	146	
前距腓靱帯	80	
前区域	20	
前脛腓靱帯	111、114	
前頸部	211	
前交通動脈	149、152、153	
前鼓室	209	
仙骨	15、64	
前骨間神経	74	
仙骨孔	70	
仙骨子宮靱帯	190、191、193	
仙骨節	192	
前縦隔	162	
前十字靱帯	78、79	
前縦靱帯	65、66、67、70	
前上葉区	158	
前尖	119	
前尖弁輪	126	
浅層項筋群	83	
前大脳動脈	149	
選択的頸部郭清術	223、224	
前中隔静脈	146	
仙腸関節	70	
仙椎	64、70	
前ツチ骨靱帯	209	
前頭骨	152	
前頭側頭開頭	152	
前頭洞	204、212	
前頭葉	144	
前内側線維	103	
前内側肺底区	158	
前肺底区	158	
浅腓骨神経	111、114	
前部篩骨蜂巣	212	
前部尿道	186	
前房	231	
前方進入法	95	
前立腺動静脈	180	
前立腺動脈	181	
前腕	74	

そ

総肝管	14	
総肝動脈	23	
総頸動脈	210、223	
送血回路	121	
総胆管	13、14	
総腸骨節	192	
総腸骨動静脈	71	
総腸骨動脈	181	

総鼻道	204	
僧帽筋	72、82	
僧帽弁	119、126	
僧帽弁後交連	126	
僧帽弁後尖	126	
僧帽弁前交連	126	
僧帽弁前尖	126	
僧帽弁輪形成術	126	
側角	146	
側嗅神経	152	
側頸部	210	
側臍靱帯	200	
側頭骨	152	
側頭線	152	
側頭葉	144	
側脳室	146	
阻血法	184	

た

第3脳室	146	
第4脳室	147	
体外循環	121	
対角枝	120	
大胸筋	72、73	
大後頭直筋	82、83	
体循環	117	
体性感覚誘発電位	145	
大腿筋膜張筋	77、96	
大腿骨	78	
大腿骨コンポーネント	104	
大腿四頭筋	78、79	
大腿静脈脱血カニューレ	123	
大腿直筋	96	
大腿動脈送血カニューレ	123	
大臀筋	76	
大動脈	116	
大動脈弓	118、158	
大動脈内バルーンパンピング	121	
大動脈弁	119	
大動脈弁逆流症	127	
大動脈弁狭窄症	130	
大動脈弁置換術	130	
大動脈瘤	138	
第2直腸ヒダ	61	
大鼻翼軟骨	204	
大伏在静脈	111	
大腰筋	71	
ダグラス窩	191	
脱血回路	121	
タッチアップ	141	
タップ	89	
タバコ縫合	34	
多裂筋	82、83	
短胃静脈	16	
短胃動脈	16	
短外旋筋群	95	
胆管	13、18	

胆管空腸吻合	42	
短肝静脈	18	
胆嚢	19	
胆嚢管	14	
胆嚢床	19	
胆嚢動脈	18	

ち

恥骨	180	
恥骨前立腺靱帯	181、186	
腟	191	
腟円蓋	201	
腟傍組織	195	
中下位頸椎	66	
中隔尖	119	
中隔穿通枝	120	
中間気管支	164	
中肝静脈	17、18	
中結腸動脈	24	
中結腸動脈右枝	24	
中結腸動脈左枝	24	
中耳	208	
中縦隔	162	
中心窩	230、231	
中心溝	144	
中心後回	145	
中心前回	145	
中大脳動脈	149	
中臀筋	76、77	
中内深頸リンパ節	223	
中脳水道	148	
中鼻甲介	204、212	
中鼻甲介基板	212	
中鼻道	204	
中葉	158	
蝶形骨	152	
蝶形骨洞	204、212	
長趾屈筋腱	80	
長掌筋	74、108	
長掌筋腱	75	
聴神経	148	
長母指屈筋	74、108	
腸肋筋	70、71	
直筋	232	
直腸	24	
直腸S状部	15、54	
直腸下部	54	
直腸間膜	60	
直腸上部	54	
直腸側腔	197	
貯血槽	121	
チン小帯	230、237	

つ

椎間関節	65、66、67、70	
椎間板	65、66、70	
椎弓	66、67、70	

椎弓根 ……………… 66、67、70	内子宮口 ……………………… 190	肺葉 …………………………… 158
椎孔 …………………………… 66、67	内耳障害 ……………………… 209	白内障 ………………………… 237
椎骨 ……………………………… 66	内側滑膜ひだ …………………… 79	白内障手術 …………………… 237
椎骨動脈 ……………………… 66、67	内側区域 ………………………… 20	薄筋腱 ………………………… 100
椎体 ………………… 65、66、67、69	内側側副靱帯 …………………… 78	ハスナー弁 …………………… 205
ツチ骨 …………208、209、220、221	内側中葉区 …………………… 158	馬尾神経 …………………… 65、71
ツチ骨柄 ………………… 208、209	内側半月板 ………………… 78、79	バルサルバ洞 ………………… 120
て	内側翼突筋 …………………… 207	バンカート病変 ………………… 92
低位前方切除術 ………………… 54	内腸骨節 ………………… 193、198	反回神経‥26、27、158、160、211
低心拍出量症候群 …………… 122	内腸骨動静脈 ………………… 198	半球縦裂 ……………………… 153
デスメ膜 ……………………… 230	内腸骨動脈 ………… 71、181、200	半月弁 ………………………… 119
テノン嚢 ……………………… 234	内直筋 ………………………… 232	半腱様筋腱 …………………… 100
テノン嚢下麻酔 ………… 234、235	内腹斜筋 ………………………… 71	パンチング …………………… 186
デブランチ TEVAR …………… 139	内瘻 ……………………………… 42	**ひ**
テリオン ……………………… 152	軟口蓋 ………………………… 215	非系統的肝切除 ………………… 35
伝音連鎖 ……………………… 209	軟骨 …………………………… 204	鼻甲介 ………………………… 212
点眼麻酔 ……………………… 234	軟膜 …………………………… 144	腓骨 ……………………… 78、80
電気生理学的モニタリング …… 155	**に**	尾骨 ……………………………… 64
テンションバンドワイヤリング	乳頭筋 ………………………… 119	鼻骨 …………………………… 204
…………………………………… 112	乳突洞 …………… 209、219、221	腓骨筋腱 ………………………… 80
テンドンストリッパー ………… 100	乳突洞口 ……………………… 209	腓骨頭 …………………………… 78
と	乳様突起 ……………………… 153	膝関節 …………………………… 78
動眼神経 ……………………… 148	尿管 …………………………… 180	尾状核 ………………………… 146
洞結節 ………………………… 118	尿道 …………………………… 180	脾静脈 ……………… 16、23、24
瞳孔 …………………………… 230	**ね**	尾状葉 …………………………… 21
橈骨神経 ………………………… 74	粘膜関連リンパ組織 ………… 206	左胃静脈 ………………………… 16
橈骨動静脈 …………………… 108	**の**	左胃大網静脈 …………………… 16
橈骨動脈 …………………… 74、75	脳回 …………………………… 145	左胃大網動脈 …………………… 16
橈側手根屈筋 ……… 74、75、108	嚢外固定 ……………………… 240	左胃動脈 ………………………… 16
頭頂後頭溝 …………………… 144	脳幹 …………………………… 148	左横隔膜下ドレーン …………… 33
頭頂骨 ………………………… 152	脳弓 …………………………… 146	左冠動脈 ……………………… 120
頭頂葉 ………………………… 144	脳溝 …………………………… 144	鼻中隔軟骨 …………………… 204
頭半棘筋 …………………… 82、83	脳神経 ………………………… 148	尾椎 ……………………………… 64
頭板状筋 ………………………… 82	脳槽 …………………………… 144	脾動脈 …………………………… 16
洞房結節枝 …………………… 120	脳底動脈 ……………………… 149	腓腹神経 ……………………… 111
動脈管索 ………………… 160、161	尿道括約筋 …………………… 186	表在シルビウス静脈 ………… 145
動脈グラフト ……………… 134、135	脳分離送血回路 ……………… 121	鼻涙管 …………………… 205、212
動脈血 ………………………… 117	脳梁 …………………………… 146	ビルロートⅠ法 ………………… 32
透明中隔 ……………………… 146	**は**	ビルロートⅡ法 ………………… 32
トラベキュラ ………………… 144	ハートポジショナー ………… 137	**ふ**
トロラード静脈 ……………… 145	ハーレイの肝区域 ……………… 13	ファーター乳頭 ………………… 14
鈍縁枝 ………………………… 120	肺区域 ………………………… 159	ファセット ……………………… 70
トンネリング …………………… 39	肺区域切除術 ………………… 167	副右結腸静脈 ……………… 50、51
な	肺循環 ………………………… 117	腹横筋 …………………………… 71
内陰部動脈 ………………… 25、181	肺静脈 ………………………… 163	腹腔鏡下子宮全摘出術 ……… 200
内果 …………………………80、111	肺靱帯 ………………………… 158	副甲状腺 ……………………… 211
内胸静脈 ……………………… 163	肺尖区 ………………………… 158	腹腔動脈 ………………………… 16
内胸動静脈 …………………… 162	肺体血流比 …………………… 116	伏在神経 ……………………… 111
内胸動脈 ………………… 136、163	肺動脈 ………… 116、158、159、164	副腎 …………………………… 179
内頸静脈 …………… 145、210、223	肺動脈弁 ……………………… 119	副神経 ………… 148、153、210、223
内頸動脈 ………………… 149、216	背面静脈叢 …………………… 181	副神経リンパ節 ……………… 223
内骨盤筋膜 …………………… 181	肺門 …………………………… 160	副腎静脈 ……………………… 179
内骨盤筋膜切開 ……………… 187	肺門部 …………………… 158、159	腹直筋 …………………………… 71
内耳 …………………………… 208		副突起 …………………………… 70
		副鼻腔 ………………………… 212

腹部食道 …………………… 12	脈絡裂 …………………… 146	緑内障手術 ………… 237、238
腹部大動脈 ………… 15、24、71	**む**	輪状甲状膜 ……………… 210
腹部大動脈瘤 …………… 138	無冠尖 …………………… 119	輪状軟骨 ………………… 210
腹膜反転部 ……………… 54	無阻血法 ………………… 184	リンパ節 ………………… 160
プリングル法 …………… 37	**め**	**る**
へ	迷走神経 ……… 26、148、153、158、161、163、210	涙丘 ……………………… 205
閉鎖神経 …………… 181、199		涙小管 …………………… 205
閉鎖節 ………… 192、193、198		涙腺 ……………………… 205
閉鎖動静脈 ……………… 198	**も**	涙嚢 ……………………… 205
壁補強 …………………… 188	盲腸 ………………… 15、24	ルビエール溝 …………… 19
閉鎖動脈 ………………… 181	網膜 ……………………… 230	**れ**
ペディクル ……………… 70	毛様小帯 …………… 230、237	冷阻血法 ………………… 184
変形性膝関節症 ………… 104	毛様体 ………… 230、231、237	レックス・カントリー線 …… 13、19
扁桃 ……………………… 207	毛様体扁平部 …………… 233	**ろ**
扁桃腺 …………………… 206	基靱帯節 ………………… 192	濾過胞 ……………… 238、240
扁桃摘出術 ……………… 215	門脈 …………… 13、18、20、24	肋横突靱帯 ……………… 69
ベント回路 ……………… 121	門脈再建 ………………… 42	肋軟骨 …………………… 68
ベントカニューレ ……… 123	門脈臍部 ………………… 21	ロッキングプレート …… 110
弁輪 ……………………… 126	門脈枝 …………………… 13	肋骨 ……………………… 69
弁輪上 …………………… 132	モンロー孔 ……………… 146	ロボット支援前立腺全摘除術 … 186
弁輪の間 ………………… 132	**ゆ**	**わ**
ほ	幽門前庭部 ……………… 14	腕橈骨筋 …………… 74、108
方形回内筋 ……… 74、75、108	幽門洞 …………………… 14	腕頭静脈 …………… 162、163
膀胱 ……………………… 180	**よ**	
縫工筋 …………………… 77	葉間形成 …………… 159、165	
縫工筋腱 ………………… 100	葉間肺動脈 ……………… 164	
膀胱子宮窩 ……………… 200	腰静脈 …………………… 178	
膀胱子宮靱帯後層 ……… 196	葉切除 …………………… 35	
膀胱子宮靱帯前層 ……… 194	腰仙骨神経幹 ……… 198、199	
膀胱側腔 ………………… 197	腰椎 …………………… 64、70	
膀胱動脈 ………………… 181	腰椎後方手術 …………… 87	
膀胱尿道吻合 ……… 186、188	腰方形筋 ………………… 71	
房室間溝 ………………… 120	**ら**	
房室結節 ………………… 118	ラッコ直腸側腔 ………… 197	
房室枝 …………………… 120	ラベ静脈 ………………… 145	
房室弁 …………………… 119	卵管 ……………………… 190	
房水 ……………………… 231	卵管間膜 ………………… 190	
傍大動脈節 ……………… 192	卵管峡部 ………………… 190	
ボーマン膜 ……………… 230	卵管口 …………………… 190	
補助循環 ………………… 121	卵管采 …………………… 190	
ボスミン付きコメガーゼ … 213	卵管膨大部 ……………… 190	
勃起神経温存 ……… 186、187	卵巣 ……………………… 190	
勃起不全 ………………… 180	卵巣固有靱帯 …………… 190	
ま	卵巣静脈 …………… 178、193	
マジャンディ孔 ………… 148	卵巣動脈 ………………… 193	
み	ランディングゾーン …… 139	
右胃大網静脈 …………… 16	卵胞 ……………………… 190	
右胃大網動脈 …………… 16	**り**	
右胃動脈 ………………… 16	リトラクト・オ・テープ … 137	
右冠(状)動脈 …………… 120	リマスーチャー ………… 137	
右気管支静脈 …………… 26	緑内障 …………………… 237	
右気管支動脈 …………… 26		
脈絡膜 …………………… 230		

読者の皆さまへ	このたびは本増刊をご購読いただき、誠にありがとうございました。編集室では今後も皆さまのお役に立てる増刊の刊行をめざしてまいります。つきましては、本書に関するご感想・ご提案などがございましたら、当編集室までお寄せください。

OPE NURSING オペナーシング 2018年 秋季増刊

The Japanese Journal of Operating Room Nursing

イラスト&画像で各科の手術がバッチリ!

オペナースのための"イイトコ取り"解剖図

監修・小西敏郎
発行人・長谷川 翔
編集担当・瀧本真弓　荒木泰人　井奥享子
編集協力・今中桂子　綾目 愛
発行所・株式会社メディカ出版
　〒532-8588 大阪市淀川区宮原 3-4-30
　ニッセイ新大阪ビル 16F
　編集 TEL 06-6398-5048
　お客様センター TEL 0120-276-115
　広告窓口/総広告代理店株式会社メディカ・アド
　　TEL 03-5776-1853
E-mail　ope@medica.co.jp
URL　https://www.medica.co.jp
印刷製本　株式会社シナノ パブリッシング プレス
●乱丁・落丁がありましたら、お取り替えいたします。
●本書の無断転載を禁ず。Printed and bound in Japan

2018年秋季増刊（通巻445号）
2018年 9 月15日発行　第1版第1刷
2025年 7 月10日発行　第1版第9刷
定価（本体 4,000 円＋税）
ISBN978-4-8404-6254-9

本誌に掲載する著作物の複製権・翻訳権・翻案権・上映権・譲渡権・公衆送信権（送信可能化権を含む）は株式会社メディカ出版が保有します。

JCOPY ＜(社)出版者著作権管理機構 委託出版物＞
本書の無断複写は著作権法上での例外を除き禁じられています。複写される場合は、そのつど事前に、(社) 出版者著作権管理機構（電話 03-3513-6969、FAX 03-3513-6979、e-mail：info@jcopy.or.jp）の許諾を得てください。